あなたも今すぐ便利で役立つ
「ナーシングケアクラブ」に登録を!!

JN142006

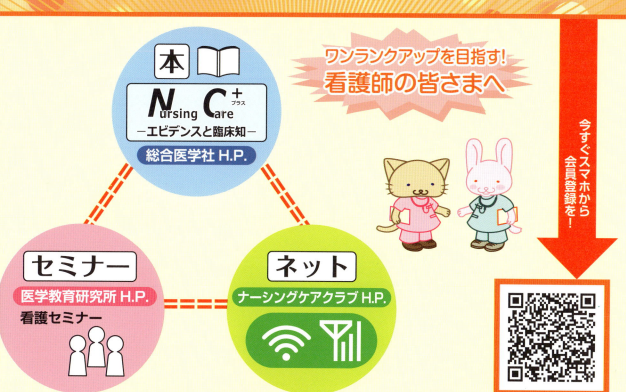

ワンランクアップを目指す!
看護師の皆さまへ

今すぐスマホから会員登録を!

会員登録のしかた

・QRコードから,「ナーシングケアクラブ」に入って会員登録して下さい.（原則として医療従事者に限ります）

会員登録のメリット

・「ナーシングケア⁺ ―エビデンスと臨床知―」の掲載記事への質問ができます.（編集部で内容の確認をさせて頂きます.）
・「ナーシングケア⁺ ―エビデンスと臨床知―」の編集企画のリクエストができます.
・「ナーシングケアフォーラム」で読者同士の交流ができます.
・医学教育研究所のセミナーが,すべて500円引きで受講できます.
・看護セミナー開催など,便利で役立つ情報をいち早くお届けします.

臨床実践に結びつく
検査値の理解

特集編集：道又元裕，露木菜緒

ここを押さえて特集を読み解こう！

- **臨床検査データに関わる基本的理解**
  〜「検査のこと教えて？」と言われると鳥肌の立つ君のために〜　　　　櫻本　秀明　487

I．異常（変化）を見つける

- **低栄養状態を疑う検査値**
  〜検査値から見いだせ！ 栄養状態！〜　　　　池尾　昭典　495
- **全身状態の悪化を疑う一般的検査値**
  〜まずは ALB と PLT をチェック！ 値の変化から全身状態の悪化を見抜け〜　　　　生駒　周作　503
- **脱水を疑う検査値**
  〜「体液って難しい」を克服し，脱水をいち早く発見する！〜　　　　阿部美奈子　510

コラム

- 電解質異常① **意識障害と Na**
  〜意識障害の原因はさまざま，頭蓋内以外にも注目する〜　　　　鎌田　佳伸　518
- 電解質異常② **心不全と Na**
  〜水の動き方で考えてみよう！〜　　　　竹内　真也　522
- 電解質異常③ **不整脈と K**
  〜K 濃度異常による突然の心停止，致死的不整脈を回避するために〜　　　　成瀬　暁生　526

- **敗血症の初期治療と評価基準となる検査値**
  〜敗血症の評価って何をどう見ればいい？〜　　　　井上　常彦　530
- **感染症を疑う検査値**
  〜細菌症は好中球の左方移動もみよう〜　　　　池田　優太　540
- **炎症を疑う検査値**
  〜炎症反応って良いやつ？ 悪いやつ？〜　　　　髙田　誠　547
- **ガス交換障害を疑う検査値**
  〜肺の中で何が起きてる？ 計算式を用いて肺胞内での変化をよみとろう！〜　　　　岡﨑　健一　555
- **酸塩基平衡障害を疑う検査値**
  〜酸塩基平衡障害を見つけるためのアセスメント方法を知ろう〜　　　　小山内　佑　564
- **出血を疑う検査値**
  〜検査の意味から考えよう生体の変化とベッドサイドケアに活かすための知識〜　　　　金森　貴之　573

本文中に記載されたエビデンスレベルは，とくに断り書きがないかぎり下記の表に準じます．

Level	
Ⅰ	システマティックレビュー，メタアナリシス
Ⅱ	1つ以上のランダム化比較試験
Ⅲ	非ランダム化比較試験
Ⅳ	分析疫学的研究（コホート研究や症例対照研究による）
Ⅴ	記述研究（症例報告やケース・シリーズによる）
Ⅵ	患者データに基づかない，専門委員会や専門家個人の意見

- **貧血を疑う検査値**
  〜ヘモグロビン値だけみていませんか？〜 　　　　　　　　　　　　　　　伊藤　浩美　581

コラム

- **電解質異常④　カルシウム濃度異常**
  〜カルシウムの値をみる前に知っておきたいこと〜　　　　　　　　　　　橋本　裕子　588

- **電解質異常⑤　マグネシウム濃度異常**
  〜気にかけて!!　Mgの値〜　　　　　　　　　　　　　　　　　　　　　村田　安隆　592

Ⅱ．疾患別検査値のみかた

- **ACSの検査値はここをみる**
  〜ACS所見を見逃さない！適切な評価と治療で，生命の危機から患者を守れ〜　小林　純子　597

- **AKIの検査値はここをみる**
  〜異常のサインを見逃さないために〜　　　　　　　　　　　　　　　　　近藤　健　613

- **肝疾患の検査値はここをみる**
  〜「沈黙の臓器」を検査値からアセスメント〜　　　　　　　　　　　　　山根　正寛　622

- **急性胆管炎の検査値はここをみる**
  〜最新ガイドラインから臨床に活かすポイントを読み解く〜　　　　　　　瀬谷　陽子　631

- **糖尿病の検査値はここをみる**
  〜臨床症状と合併症を含めた観察の重要性〜　　　　　　　　　　　　　　芝本　理恵　639

コラム

- **尿検査でわかる異常**
  〜AKIを早期に発見したい！尿中バイオマーカーの可能性〜　　　　　　　石賀　聡子　648

- **結核患者増加：結核検査について正しく理解する**
  〜結核は身近な感染症!?　出合ったときのために〜　　　　　　　　　　　角丸　佳世　651

索　引　　　　　　　　　　　　　　　　　　　　　　　　　　　　　　　　　　　655

※本誌に掲載されている会社名・商品名は，各社の商標または登録商標です．
※本文中に掲載した基準値は，それぞれの執筆者の判断で記載された数値です．各検査の基準値は，測定法や測定機関によって異なりますので，ご所属の施設・機関で定義されている数値をお確かめください．

好評発売中

呼吸管理を極める！
―エキスパートの考え方とやり方―

Nursing Care＋ ―エビデンスと臨床知―
Vol.1 No.3 2018

特集編集　道又元裕

呼吸管理の目的は、患者の呼吸活動を阻害せずに維持・促進することです。その実現のために看護師に求められるのは、以下の2つです。
① 「解剖生理」と「疾病や障害の性質」を正しく理解すること
② 適切な管理方法を選択すること
本特集では、最新の知見をまじえつつ、看護師が知っていなければならない知識と、そして知っていることで患者をより安楽に管理できる知識を、エキスパートがわかりやすく解説します！

B5判／4色刷　130頁
定価（本体3,400円＋税）

主要目次

Ⅰ．呼吸管理の基本を理解しよう！
- 臨床に必要な呼吸の解剖を理解しよう～呼吸器の形態・構造を理解すればケアが変わる!?～
- 臨床に必要な呼吸生理を理解しよう～呼吸生理について掘り下げて考える～
- 臨床で遭遇する代表的な呼吸器疾患を理解しよう～急性呼吸不全の原因となる呼吸器疾患～

Ⅱ．呼吸管理の疑問を解決しよう！
- 臨床における呼吸の評価方法は何がよい？～なるほど！ すぐに使いたくなる呼吸評価～
- 酸素療法の適応と功罪は？～酸素は"絶対正義"か!?～
- 人工呼吸モードの適応と課題～量制御か圧制御の分類でモードのポイントを押さえましょう！～
- 人工呼吸器からの離脱方法とは？～活かすも、捨てるもあなた次第！ 人工呼吸器離脱プロトコルの活用術～
- NPPVの適応と限界は？～医療スタッフの知識と関わりが，NPPVの成功の鍵になる～
- 鼻カニューレ高流量酸素療法（HFNC）の適応と限界～強いエビデンスが少ないからこそ，ケースバイケースで考える～
- 吸入療法の方法と効果～デバイスの違いと吸入指導が吸入療法成功の秘訣～
- 適切な気管吸引の方法は？～もっとも頻度の高いケア，吸引をマスターしよう～
- 呼吸理学療法の効果は？～急性呼吸不全患者に対する呼吸理学療法のエビデンスと臨床現場での実際～
- 腹臥位療法の効果は？～患者さんを"うつぶせ"にするってどうなんでしょう？～
- 呼吸ケアにおける患者指導はどうする？～Key Wordはチーム医療とセルフマネジメント教育～
- RSTの効果～RSTは呼吸ケアに関わる患者とスタッフをサポートする医療チーム～

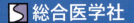 総合医学社
〒101-0061　東京都千代田区神田三崎町1－1－4
TEL 03(3219)2920　FAX 03(3219)0410　http://www.sogo-igaku.co.jp

臨床実践に結びつく 検査値の理解

ここを押さえて特集を読み解こう！

臨床検査データに関わる基本的理解
～「検査のこと教えて？」と言われると鳥肌の立つ君のために～

茨城キリスト教大学　櫻本　秀明（さくらもと　ひであき）

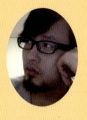

はじめに

- さて，検査は何のためにするのでしょうか．そして，どのように読み解く必要があるのでしょうか．ここでは，この特集を読み解くにあたってたいへん重要な「検査に対する基本的な考え方，スタンス」について，紹介させてください．

木をみて森をみず

- 検査値をみるうえでもっとも大切なことは，患者の問題や症状に検査結果を添えることです．患者の問題や症状に検査結果を添えるとは，患者の全体像をみることでもあります．検査結果はあくまで部分でしかありませんし，また，絶対的に100％正しいというものでもありません．もしかしたら，（あってはならないことですが）他の人の血液検体をまちがって出してしまうという可能性だってあるわけです．その場合，患者の全体像と結果に大きな乖離が存在することになります．

- したがって，患者がどういう経過や症状で，いったい何を疑ってその検査をしたのか，そういう全体の流れのようなものが重要になるわけです．そして，その流れのなかで，検査の結果をみることになります．

編集委員からの一口アドバイス

臨床検査の意義は何かといいますと，とくに疾病の原因検索や疾病の診断・治療（ケア），方針決定の補助，治療（ケア）経過の確認，重症度の判定，回復の程度（確認）などの手助けになる補助的ツールであることを理解しておきましょう．

でも，検査施行に際して，医療従事者がとるべき重要なスタンスを認識しておくべきでしょう．

つまり，検査費用は検査を受けた医療ユーザー側が負担しなければなりません．また，検査項目によっては，患者の健康を害する（侵襲する）場合があります．そのため，いったん冷静に検査の真の必要性，リスク，コストを勘案して，検査の適応，受けるべきか，それとも止めておくべきかを判断する必要があることを医療者は認識しなければなりません．

著者プロフィール（櫻本秀明）

聖路加国際病院に勤務後，聖路加看護大学大学院，筑波大学大学院博士課程人間総合科学研究科修了．2015年より筑波大学附属病院 集中治療室／救急外来 主任副看護師長．2018年度より現職

もしかしたら「検査」っていう名前が，硬いのがいけないのかもしれません．この際「けんさん」みたいな名前にしたら親しみやすいのかもしれないなぁと思う今日この頃です．（※ついでに，癌も「ぽん」に改名したら怖くない）

エビデンス1

検査結果だけでは，まちがえる

よく訓練された医師が，症状，身体所見，X線や心エコー所見を組み合わせて，ていねいに診察しても，一定数の診断のまちがいは起こるようです．たとえば，救急外来における心不全の診断を対象としたある研究では，心エコーやX線などを組み合わせて評価しても，10％以上の診断のまちがいがあった[1]と述べられています．ましてや，私たちに1つの検査結果をみて「これだ」と単純に断じることができるでしょうか．

おそらく，私たちがすべきことは，少しでも検査結果の解釈にまちがいが生じぬよう，ていねいに患者情報（バイタルサインや症状など）を集めることでしょうか．

[1] Dao Q et al : Utility of B-type natriuretic peptide in the diagnosis of congestive heart failure in an urgent-care setting. J Am Coll Cardiol 37 (2) : 379-85, 2001

検査→問題ではない！

- はじめに，患者の問題や症状に検査結果を添えることが重要であるとお伝えしました．これが逆になっては，いけません．多くの検査は，ある状態の程度を把握するためや，起きている問題を明らかにするため（診断など）に，行われます．つまり，今解決したい（治療・ケアしたい）問題や，起こると厄介な（でも今はない）問題が先に存在することになります．それが存在しないまま検査が行われれば，次の**エビデンス2**にご紹介するようなことになっても，おかしくありません．

エビデンス2

ゴミ箱行きのルーチン検査と長期ICU患者の貧血

ある研究者がルーチンで行われることの多い検査項目のコストを院内スタッフにお知らせしました．すると，その2ヵ月後，血液ガス分析や尿中電解質検査など，いくつかの検査頻度が減少し，1人の患者あたり約9,800円のコストを削減できたようです．もちろんICU滞在日数や死亡率に影響なく……[2]．また，長期間ICUに入室した患者において，1日在室がのびるごとに3.5 mL採血量が増加し，輸血の可能性が増えたという指摘もあります[3]．

こうしたことからも，検査は，問題や必要性があってはじめてされたほうがよいことがわかります．

[2] Seguin P et al : Effects of price information on test ordering in an intensive care unit. Intensive Care Med 28(3) : 332-5, 2002

[3] Chant C et al : Anemia, transfusion, and phlebotomy practices in critically ill patients with prolonged ICU length of stay : a cohort study. Crit Care 10(5) : R140, 2006

本物をみつける検査と体重測定

- 誤解をおそれずに，検査を大雑把に2つに分けるとしましょう．一つめは，内視鏡検査で胃潰瘍をみつけるように，「原因はこれだ」と突き止めるものです．二つめは，血圧や体重のように状態の程度をみるもの，すなわち数値には相対的な意味があるものです．誤解がないように説明しておきますが，検査には，一つめの機能と二つめの機能両方が備わっているものも多くあります．
- というわけで一般的な検査には，正常と異常をはっきりと分けるというよりは，ある基準となる範囲（多くの人がそうなる値）が存在しています．そして，その基準となる範囲からの逸脱の程度で，問題の程度や，診断的な判断をすることになります．その範囲を「正常値」や「基準値」とよんでいます．
- 続いては，検査の性能について，説明します．

「感度・特異度」は，本物と偽物を見分ける目

- ほら，やっぱり難しい言葉がでてきた．そう思ったあなた．もう少しだけ読んでいただけないでしょうか．難しい言葉を使っていますが，そんなに難しくはないのです．ある検査が，何かの問題や疾患を当てようとするとき，必ず「感度・特異度」という数値がでてきます．この数値の意味は 図1 に表現したとおりです．ここで一歩踏み込んで説明します．

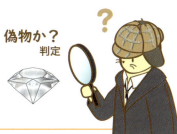

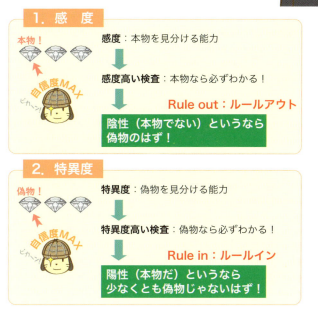

図1　感度と特異度

編集委員からの一口アドバイス

運動直後は白血球が上昇します．また，熱いお湯のお風呂に入っているときに体温は上昇します．運動後の筋肉痛を生じる程度とCKの上昇には関係があります．重労働や激しい運動後にミオグロビンが上昇する場合があります．

これらは異常でしょうか？　多くは，一過性で少なくとも病的なレベルではありません．でも，正常かと問われると明らかではありません．
つまり，「正常値」とは正常なヒトが示す値ですが，個体内変動を含み，また，個体間変動を含みます（個人差）．だから正常値は，個人ごとに定めることが理想的ですが，現実的には不可能です．正常であることは異常ではないことだけど，それってあまり科学的とはいえませんね．だから，臨床の場面においては，なるべく「正常値」という言葉は使わないほうがいいですね！
むしろ，正常者集団で得られた値の中から極端な値を除いた値で，健康かつ通常の状態にあるヒトの95％が含まれる値である「基準値」という言葉を用いたほうがよいでしょう．

- たとえば，敗血症か否かを見分ける「感度0.9・特異度0.1」という検査Aがあったとしましょう．この検査Aは検査結果が陽性なら敗血症を疑うという性質をもっていたとします．この検査が陰性（または，基準値以内）でした．さて，このとき患者さんは，敗血症でしょうか．
- もう一度図をみながら考えてみてください．検査Aが陰性だったということは，敗血症を否定できる可能性が高いはずです（感度が高い＝本物の敗血症なら必ず陽性になるはず）．
- 一方で，臨床上困るのは，この検査が陽性だった場合です．本物を装った偽物を見分ける目がないので（特異度が低い），偽物も陽性になってしまいます．つまり，検査Aは陽性だからといって，敗血症であるとはいいにくいわけです．

「検査×検査」で真理近づく

- すべての検査は，完璧ではありません．そのため，完璧ではない検査同士お互いを補うようにする必要があります．たとえば先ほどの検査Aとは逆に，敗血症か否かを見分ける「感度0.1・特異度0.9」という検査Bがあったとしましょう．検査Aが陽性であった患者にこの検査Bを行いました．すると検査結果は陽性でした．さて，これはどう解釈したらよいでしょうか．
- 検査Bは特異度の高い検査です．すなわち偽物を見分ける目に優れます．ほとんどの偽物は結果が陰性になるはずですから，検査が陽性であった場合，少なくとも敗血症の可能性が高まったといえます．検査Aが陰性であっても敗血症であるとはいいにくかった患者も，追加で検査Bを加えることによって，一歩適切な診断に近づいたのです．
- 多くの検査は，このように検査と検査を組み合わせることで，真理に近づいて行きます．このとき組み合わせる検査には，大きな意味で，フィジカルアセスメントの結果や問診内容（自覚症状や経過など）も含まれます．こうした積み重ねが真理に近づくうえで重要なわけです．

臨床知1　「なんですか！この値！」には，即対応

大きな異常値には，偶然の異常値はほとんどありません．大きく基準値から外れた異常値のことを「極端値」などといいます．さらに，その値が生命を脅かすような状態を示唆する場合を「パニック値」とよびます．たとえば，極端な高カリウム血症などは，このパニック値にあたります．こうしたパニック値や極端値は，必ず何かの原因があって，大きく値が動いています．それは採血対象のまちがいといったミスかもしれないし，検査機器の異

常かもしれません．私の経験したパニック値の多く（高カリウム，高マグネシウム，凝固系異常など）は，採血の仕方（点滴側で採血など）に原因がありました．だからといって，安心してはいけません．そこには，本物もまた隠れ潜んでいます．

したがって，いつでも本当に患者に何か起きているかもしれないという心構えでいる必要があります．とくに，患者の症状やその変化には注意する必要があります．大きく患者状態が変わっていて（変わりはじめていて），検査結果もパニック値であった場合は，本物である可能性が高まります．

こうした大きな異常への対応の仕方は，BLSと一緒です．すなわち，「はじめに助けを呼ぶ」ことです．先輩や，リーダー看護師，担当医へすみやかに連絡し，考えうる対処法に備えておく必要があります．

さいごに……不器用な奴ほど裏切らない

● 検査というと，なんだか硬い話でややこしいように感じます．ですが，そうした堅物こそ，仲間に引き入れたときに心強いものはありません．皆さんも，これから本書で検査について学び，ぜひ心強い相棒を手に入れてみてください．

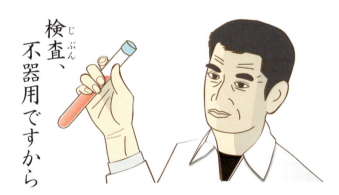

検査、不器用（じぶん）ですから

好評発売中

バイタルサイン測定から臨床判断を極める！

Nursing Care+
－エビデンスと臨床知－
Vol.1 No.2 2018

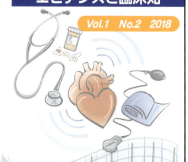

特集編集　道又元裕　露木菜緒

バイタルサインの測定と解釈は、すべての患者に適応できるゴールドスタンダードであり、典型的でない症例に対しても同様です。しかし隠された病態に気づくためには、基本的な知識と正常な相関に熟知しておく必要があります。本書を読み込んでバイタルサインの達人を目指しましょう！

B5判／4色刷　140頁
定価（本体3,000円＋税）

主要目次

ここを押さえて特集を読み解こう！
- バイタルサインの臨床的意味と重要性〜バイタルサインで，ここまでわかる！〜

Ⅰ．検査の意義と臨床判断
- 呼吸回数測定の意義と臨床判断〜呼吸回数の変化を察知し，異常の早期発見に努める〜
- 血圧測定の意義と臨床判断〜血圧はただの数字や波形という意味ではない，数字と波形を考えよう!!〜
- 脈拍測定の意義と臨床判断〜明日からの身体評価に活かす！実践型脈拍測定〜
- 体温測定の意義と臨床判断〜低体温と高体温　あなたは自信をもって体温管理できますか？〜
- 意識評価の意義と臨床判断〜スケール評価と検査・身体所見を合わせて総合的にアセスメントしよう！〜
- 尿量評価の意義と臨床判断〜AKIのサインを見逃さないために〜

Ⅱ．疾患別バイタルサインの一歩進んだ見方
- 呼吸器疾患患者とバイタルサイン〜聴くだけじゃない！呼吸器疾患〜
- 循環器疾患患者とバイタルサイン〜バイタルサインをみて循環動態を把握しよう〜
- 脳循環疾患患者とバイタルサイン〜頭の中で何が起きてる!?　頭蓋内における変化をよみとれ！〜
- 手術看護認定看護師からみた術後ケアの注意点〜手術・麻酔による影響の理解が，術後合併症の早期発見と早期対応につながります！〜
- 敗血症性ショック患者とバイタルサイン〜知っておきたい敗血症治療のポイント〜

Ⅲ．バイタルサインのここに注意！〜急変の予兆とピットフォール〜
- 急変の予兆〜気づくことができるバイタルサイン
　　成人編〜観察できる「呼吸」と「循環」の急変予兆〜
　　小児編〜トレンドの変化と身体所見の合わせ技で予測すべし！〜
- バイタルサイン測定におけるピットフォール〜知らないと患者の異常を見逃す!?　より正確に状態を判断するためには〜
- 経皮的酸素飽和度（SpO2）のピットフォール〜SpO2の正体を見きわめよ！〜

特集のまとめにかえて
- バイタルサイン測定と医療実践の質

総合医学社
〒101-0061　東京都千代田区神田三崎町1－1－4
TEL 03(3219)2920　FAX 03(3219)0410　http://www.sogo-igaku.co.jp

Ⅰ. 異常（変化）を見つける

- 低栄養状態を疑う検査値
  〜検査値から見いだせ！ 栄養状態！〜　　495

- 全身状態の悪化を疑う一般的検査値
  〜まずは ALB と PLT をチェック！ 値の変化から全身状態の悪化を見抜け〜　　503

- 脱水を疑う検査値
  〜「体液って難しい」を克服し，脱水をいち早く発見する！〜　　510

  > コラム
  > - 電解質異常① 意識障害と Na 〜意識障害の原因はさまざま，頭蓋内以外にも注目する〜　　518
  > - 電解質異常② 心不全と Na 〜水の動き方で考えてみよう！〜　　522
  > - 電解質異常③ 不整脈と K 〜K 濃度異常による突然の心停止，致死的不整脈を回避するために〜　　526

- 敗血症の初期治療と評価基準となる検査値
  〜敗血症の評価って何をどう見ればいい？〜　　530

- 感染症を疑う検査値
  〜細菌症は好中球の左方移動もみよう〜　　540

- 炎症を疑う検査値
  〜炎症反応って良いやつ？ 悪いやつ？〜　　547

- ガス交換障害を疑う検査値
  〜肺の中で何が起きてる？ 計算式を用いて肺胞内での変化をよみとろう！〜　　555

- 酸塩基平衡障害を疑う検査値
  〜酸塩基平衡障害を見つけるためのアセスメント方法を知ろう〜　　564

- 出血を疑う検査値
  〜検査の意味から考えよう生体の変化とベッドサイドケアに活かすための知識〜　　573

- 貧血を疑う検査値
  〜ヘモグロビン値だけみていませんか？〜　　581

  > コラム
  > - 電解質異常④ カルシウム濃度異常 〜カルシウムの値をみる前に知っておきたいこと〜　　588
  > - 電解質異常⑤ マグネシウム濃度異常 〜気にかけて!! Mg の値〜　　592

好評発売中！

問題解決にこの2冊！

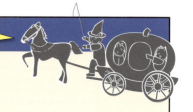

マネジメントを始めるようになったら読む本

現場ナースの目線による超実践本

ISBN978-4-88378-652-7
B5判　158頁
定価（本体2,700円＋税）

編著　公立陶生病院 看護師長　濱本 実也

他執筆者
吹田奈津子
植村　佳絵
山本　明美
八木橋智子
卯野木　健
井上　博行

**日々の難題に途方にくれているあなたのための
スタートアップ＆
トラブルシューティングマニュアル！**

執筆者は現役師長と社労士！
座学だけでは学べない臨床に即した内容です

看護現場ですぐに役立つ ファシリテーションの秘訣
―カンファレンス，グループワーク，日常コミュニケーションの現状改善のために―

ISBN978-4-88378-655-8
B5判　122頁
定価（本体2,400円＋税）

著　國澤尚子
　　大塚眞理子

ファシリテーションは看護の現場で起こる問題・課題を改善する切り札です！

▶ 会議，カンファレンスの雰囲気が活性化されます！
▶ グループワークがよりスムーズに遂行されるようになります！
▶ 多職種との連携，患者・家族とのコミュニケーション力が向上します！

事例から具体的な場面を想像しながら
ファシリテーションを学べます！

総合医学社　〒101-0061　東京都千代田区神田三崎町1－1－4
TEL 03(3219)2920　FAX 03(3219)0410　http://www.sogo-igaku.co.jp

Ⅰ. 異常（変化）を見つける

低栄養状態を疑う検査値
～検査値から見いだせ！ 栄養状態！～

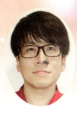

公立西知多総合病院
看護局/ICU（主任，集中ケア認定看護師）　池尾 昭典（いけお あきのり）

エビデンス&臨床知

エビデンス
- ☑ すべての患者に栄養スクリーニングを行い，必要時は栄養アセスメントを行うことが重要である．
- ☑ 短期的な栄養評価には，RTP（rapid turnover protein）が有用である．
- ☑ 低栄養状態の患者には，常にリフィーディング症候群を発症する可能性を考慮する．
- ☑ 退院後の在宅高齢者の栄養状態を維持するうえでは，さまざまな問題点がある．

臨床知
- ☑ 採血する体位によって検査値は変化する．

はじめに

- 日本において第二次世界大戦中や終戦後は，食料不足で栄養失調となり，低栄養状態にあった方が多くいました．しかし，食糧不足ではない現代においても，若年女性の過度のダイエットはしばしば問題になりますし，70代以上の高齢者では低栄養状態で生活している方の割合が，他の年齢層に比べて大きくなります．また80歳以上ではじつに約2割の方が低栄養傾向にあると報告されています[1]．

- 高齢者に低栄養傾向が多い原因は，経済的な理由から満足に物を食べられない場合もあると思います．しかし多くは，高齢者の単身世帯数の増加や，IADL（instrumental activity of daily living：手段的日常生活動作）の低下から，買い物に行くことができなかったり，栄養バランスを考えず簡単な食事で済ましてしまうことで低栄養状態となることが考えられます．

- この背景を加味すると，入院時にすでに低栄養状態となっている可能性があることを考慮しなければなりません．体調を崩して救

[1] 厚生労働省：平成29年「国民健康・栄養調査」の結果
https://www.mhlw.go.jp/stf/houdou/0000177189_00001.html
（2018.11 参照）

著者プロフィール（池尾昭典）
知多市立看護専門学校卒業後は，愛知医科大学病院に入職しICU配属．その後は，知多市民病院の循環器・呼吸器病棟を経て，公立西知多総合病院ICU配属
杏林大学医学部付属病院集中ケア認定看護師教育課程修了し，2017年 集中ケア認定看護師取得
栄養に関しては，苦手意識があり今まで勉強するのを避けていました．ですが，勉強してみて改めて重要なんだと実感しました．モットーは「人生を楽しむには，仕事は楽しく！」

急外来を受診して入院する患者や，予定手術や検査目的で入院する患者を含め，**入院時にすべての患者に栄養スクリーニングを行い，必要時は栄養アセスメントを行うことが重要です**．

- 本項目では，低栄養状態を認識するために有用な検査値やポイントを説明します．

> エビデンス1

主観的包括的栄養評価（SGA[①]）と客観的栄養評価（ODA[②]）

先に述べたように，現代においても低栄養状態に陥っている患者はけっして少なくありません．入院時にすべての患者に栄養スクリーニングを行い，必要時は栄養アセスメントを行うことが重要です．

スクリーニングには，SGAを使用します．主観的な評価法であるSGAは，正しく評価するのにある程度の経験が必要となりますが，ICUにおける予後予測の評価に役立つという報告があります[2]．SGAの評価項目は，おもに表1の項目があります[3][4]．項目に沿ってスクリーニングを行い，A：栄養状態良好，B：中等度の栄養障害，C：高度の栄養障害に分類していきます．入院時の患者や家族の情報を，統合して判断することが大切です．

SGAにおいて栄養障害があると判断したら，ODAにて客観的に患者の栄養状態をアセスメントしていきます．ODAでは，身体検査や血液検査をはじめとして尿検査なども用いて評価していきます．

[①] SGA：
subjective global assessment

[②] ODA：
objective data assessment

[2] Sungurtekin H et al：Nutrition assessment in critically ill patients. Nutr Clin Pract 23(6)：635-41, 2008
（エビデンスレベルⅤ）

[3] 日本静脈経腸栄養学会 編："静脈経腸栄養ガイドライン—静脈・経腸栄養を適正に実施するためのガイドライン—第3版". 照林社, pp6-8, 2013

[4] 日本静脈経腸栄養学会 編："コメディカルのための静脈経腸栄養ハンドブック". 南江堂, pp91-9, 2008

表1 主観的包括的栄養評価（subjective global assessment：SGA）

項目	内容
①第一印象	標準的か，痩せているか，太っているか
②身長・体重	とくに体重の変化率
③食事の摂取状況	食事の摂取量，摂取状況，口腔環境，嚥下機能
④消化器症状	排便回数や性状，嘔気や嘔吐の有無
⑤活動性の変化	日常生活の状況，ADL，いつ頃から変化したか
⑥疾患および身体状況	バイタルサイン，皮膚の状況

（文献[3][4]を参照して作成）

低栄養状態とは

- 人は日々の活動のエネルギー源として肝臓や筋肉にグリコーゲンを蓄えていますが，食事が摂取できないと，グルコースとして約1日で消費します．その後に血糖値が低下すると，脂肪がβ酸化

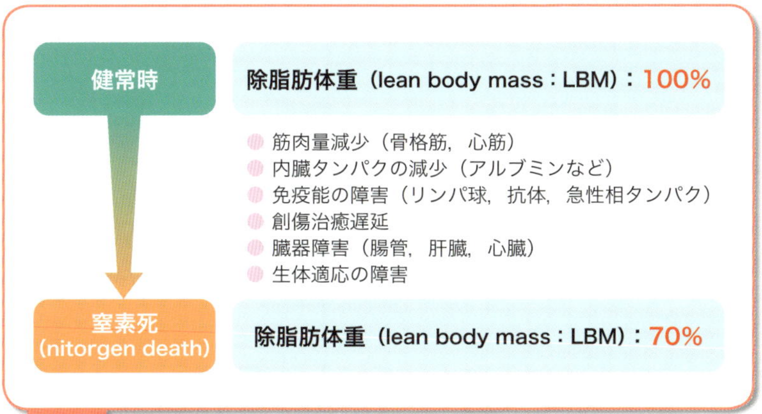

| 健常時 | 除脂肪体重（lean body mass：LBM）：100% |

- 筋肉量減少（骨格筋，心筋）
- 内臓タンパクの減少（アルブミンなど）
- 免疫能の障害（リンパ球，抗体，急性相タンパク）
- 創傷治癒遅延
- 臓器障害（腸管，肝臓，心臓）
- 生体適応の障害

| 窒素死(nitorgen death) | 除脂肪体重（lean body mass：LBM）：70% |

図1 除脂肪体重（lean body mass：LBM）（文献5を参照して作成）

を経て，ケトン体がグルコースの代わりに全身で利用されます．栄養が不足し飢餓状態となると，人体にはさまざまな障害が出現します．

- 図1 に示しますが，除脂肪体重（lean body mass：LBM）というものがあります[5]．体重から体脂肪量を引いて計算される値で，体脂肪を除いた骨格筋，骨，内臓の重量を表します．低栄養状態になるとLBMは低下します．LBMが減少しだすと，免疫能の障害や臓器障害となり，LBMが70%以下になると最終的に死を意味します．そのため，LBMの低下がみられたら，低栄養状態かどうかSGAやODAを用いて患者の栄養状態を把握し，適切な栄養管理をしていく必要があります．

[5] 日本静脈経腸栄養学会 編："コメディカルのための静脈経腸栄養ハンドブック"．南江堂, p45, 87, 2008

血清総タンパク（TP：total protein）

基準値：6.7～8.3 g/dL

- 血清総タンパクは血液中に含まれるタンパクの総量であり，血清アルブミンとグロブリンの総和になります．血清アルブミンは血清総タンパクの約60%を占めるタンパクです．残りの約40%がグロブリンで，その大部分は免疫グロブリンといわれる抗体によって構成されています．そのため，血清総タンパクが低値を示す際は，血清アルブミンもしくはグロブリンのいずれかの低下によって起きているため，必ずしも低栄養状態で低下するとはかぎりません．稀に無ガンマグロブリン血症を発症し，グロブリンが低下しその結果として血清総タンパクが低値を示すことがあります．
- 血清総タンパク値は体液量が減少する脱水では高値を示し，体液量が増加している場合は低値を示すなど，体液量によって数値が変化します．そのため，上昇したから栄養状態が改善したとは言い切れず，SGAや他の検査値と統合してアセスメントしていく必要があります．**また，採血時の体位によっても検査値が異なる場合があり，注意が必要です**．　臨床知1

> **臨床知 1** 採血する体位によって検査値は変化する
> 体液分布が一定の仰臥位で採血した検体を基準とすると，坐位では重力により水分が下肢に貯まり，上肢から採血した際は濃縮した血液が検体となります．したがって，約5〜10%程度高値となるため注意が必要です[6]．

[6] 市原清志 他編著："エビデンスに基づく検査診断実践マニュアル"．日本教育研究センター，pp13-22, pp317-62, 2011

血清アルブミン（ALB：albumin）

基準値：3.8〜5.3 g/dL

- 血清アルブミンは肝臓で合成されるタンパク質で，血清総タンパクの約60%を占めます．食事としてタンパク質を摂取すると，胃や小腸を通過する過程において分解されアミノ酸へ変化します．アミノ酸は小腸で吸収され，門脈から肝臓へ運ばれます．肝臓においてアミノ酸を原料にし，アルブミンが合成され血中に入ります．
- 栄養評価においては，血清アルブミン値が3.5 g/dL以下になると低栄養状態と判断されます．しかし，血清アルブミンが低値となるのは，タンパク質摂取不足で陥る低栄養状態だけではありません．そのほかに，肝機能低下におけるタンパク合成障害，侵襲におけるタンパク異化亢進，ネフローゼ症候群などによるタンパクの体外喪失や，胸水・腹水貯留によるタンパクの体腔内漏出などさまざまな原因があります．そのため，血清アルブミン値だけで低栄養状態と判断するのではなく，さまざまな検査値や症状から統合的に判断していく必要があります．
- 血清アルブミン値は，血中半減期が14〜21日と長く変動が緩やかです．そのため，長期間の栄養状態を反映し，静的栄養指標といわれています．リアルタイムに評価できる動的栄養指標として **表2** のRTP（rapid turnover protein）が注目され，低栄養状態の評価に用いられています．

🔍 エビデンス2

表2 RTP（rapid turnover protein）

名称	TTR：トランスサイレチン（プレアルブミン）	RBP：レチノール結合タンパク	Tf：トランスフェリン
役割	●サイロキシンの輸送 ●RBPと結合しRBPの腎からの漏出を防ぐ	●レチノール（ビタミンA）の輸送	●鉄の輸送
半減期	2日	0.5日	7日
基準値	男：23〜42 mg/dL 女：22〜34 mg/dL	男：3.6〜7.2 mg/dL 女：2.2〜5.3 mg/dL	男：190〜300 mg/dL 女：200〜340 mg/dL

（文献[5]を参照して作成）

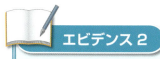

エビデンス2

RTP（rapid turnover protein）

入院時に低栄養状態であると判断されれば，多くの施設で栄養サポートチーム（Nutrition Support Team：NST）においてチーム医療が患者へ提供されると思います．その際に，栄養状態の改善を判断するのにALBでは半減期が長く，効果判定するのに時間がかかります．そこで，半減期の短いRTPを用いて効果判定することが有用です[7]．

[7] 塩崎尚子 他：Nutrition Support Team（NST）による栄養管理におけるRapid Turnover Protein（RTP）測定の有用性. 松仁会医学誌 45(2)：130-5, 2006
（エビデンスレベルV）

C反応性タンパク（CRP：C-reactive protein）

基準値：0.30 mg/dL 未満

- CRPは，急性炎症（細菌，ウイルス，感染）あるいは組織崩壊病変（膠原病，悪性腫瘍，心筋梗塞，手術後など）で増加します．炎症や組織障害によって活性化された単球／マクロファージは，IL-1，IL-6，TNF-αなどのサイトカインを分泌します．分泌されたサイトカインによって，肝臓においてCRPが産生されます．名前の由来どおり，CRPが産生されるとタンパク質が消費されます．
- CRPは炎症の刺激があると，6時間程度で増加しますが，増加が明らかになるのは12時間くらいかかり，ピークになるには2～3日かかる反応の遅い検査値になります．
- CRPが上昇する場合は，タンパク質が消費されるため，タンパク質由来であるTPをはじめ，ALBやRTPも低下していきます．そのため，低下している理由が，低栄養状態によるものなのか，炎症によるものなのか鑑別するために重要な検査値になります．

コリンエステラーゼ（ChE：cholinesterase）

基準値：214～466 IU/L

- ChEは，種々のコリンエステルをコリンと有機酸に加水分解する酵素で，2種類存在します．アセチルコリンエステラーゼとブチリルコリンエステラーゼが存在し，アセチルコリンエステラーゼは真性ChEとよばれ，ブチリルコリンエステラーゼは偽性ChEとよばれます．真性ChEは赤血球，神経組織に存在し，偽性ChEは肝臓で合成され，血清などに存在します．臨床検査で測定するのは偽性ChEになります．
- ChEは肝臓でのタンパク質合成を反映します．肝硬変や慢性肝炎などの肝機能障害においても低値を示しますが，ALBと同様に，

タンパク質摂取不足による低栄養状態でも低値を示します．そのため，低栄養状態を疑う検査値の一つとされています．注意しなくてはいけないのは，ALBと同様に低栄養状態だけで変動するわけではないことです．肝機能障害や低栄養状態だけでなく，有機リン中毒においても低値を示すため，患者背景をとらえて判断して行く必要があります．
- ChEは，半減期が約11日になります．RTPには及びませんが，半減期が長いALBより短期的な栄養状態を評価することができます．

総リンパ球数（TLC：total lymphocyte count）

基準値：1,000～4,000/μL

- 総リンパ球数（/μL）は，「白血球数×％リンパ球数÷100」で計算されます．
- 900～1,500/μLで中等度の栄養障害，900/μL以下で重篤な栄養障害とされます．
- 低栄養状態となりLBMが減少すると，免疫能の障害が出現します．免疫には，細胞性免疫と液性免疫があります．TLCが減少することにより，T細胞が減少し細胞性免疫が低下します．さらに低栄養状態が持続すると，B細胞もしだいに低下します．液性免疫を担っているのは，B細胞です．その結果として，免疫グロブリンなどの産生が低下するため液性免疫も低下します．低栄養状態では，細胞性免疫や液性免疫が機能しなくなり免疫能が低下します．
- TLCは他の検査値と同様に，TLCだけでは低栄養状態とは言い切れません．低栄養状態以外にも，ストレスや感染症，ステロイドなどの薬剤など，多くの因子に左右されるため注意が必要です．

総コレステロール（TC：total cholesterol）

基準値：120～219 mg/dL

- コレステロールは，脂肪酸と結合していない遊離型コレステロール（約30％）と，脂肪酸と結合した状態であるエステル型コレステロール（約70％）の2種類の形で存在し，これらを併せてTCといわれます．コレステロールは，細胞の膜を構成したり，腸内での脂肪の乳化の役割を担う胆汁酸や，ホルモンの一種であるステロイドホルモンの原料となります．そのため，身体にとって必要不可欠な物質です．
- 低栄養状態になると，TCは低下しはじめ，150 mg/dL未満になると低栄養状態であるといわれています．入院後に栄養管理を行う際に，長期にわたり投与カロリーが多く過剰栄養の場合は，脂肪分解抑制や脂肪合成亢進により高値となります．適正な栄養投

与がなされているかのモニタリングができる検査値になります．

リフィーディング症候群

- 高度の低栄養状態にある患者に，いきなり十分量の栄養補給を行うことにより発症する代謝合併症です．
- 飢餓状態や高度の低栄養状態になると，人体が生きるためのエネルギー作成を糖を主体としたものから，タンパク質の異化や脂肪分解を主体とするものに変化します．また，ビタミンやミネラルなどの不足も合併しています．この状態に，糖やアミノ酸を体内へ投与すると，インスリンの大量分泌へとつながり，糖の細胞内への取り込みやタンパク質の合成が促され，大量のリンやビタミンB_1が消費され，カリウム，マグネシウムは細胞内に移動します．そして，低リン血症や低カリウム・マグネシウム血症が起こります．
- 臓器症状として，神経学的には昏睡，けいれん，麻痺が起こり，循環器系では不整脈や心不全が，呼吸器系では呼吸筋力の低下や呼吸不全がみられます．
- **表3**のように，リフィーディング症候群の高リスク患者がいます．低栄養状態の患者に栄養投与を行う際は，常にリフィーディング症候群の可能性を考慮する必要があります．

表3　リフィーディング症候群の高リスク患者

下記の基準が1つ以上
- BMIが16 kg/m² 未満
- 過去3～6ヵ月で15％以上の体重減少
- 10日間以上栄養摂取がない
- 栄養投与前の低リン血症，低カリウム血症，低マグネシウム血症

下記の基準が2つ以上
- BMIが18.5 kg/m² 未満
- 過去3～6ヵ月で10％以上の体重減少
- 5日間以上栄養摂取がない
- アルコール依存症の既往歴またはインスリン，化学療法，制酸薬，利尿薬の薬剤使用歴

（文献8を参照して作成）

[8] National Collaborating Centre for Acute Care：Re-feeding Problems. "Nutrition Support for Adults Oral Nutrition Support, Enteral Tube Feeding and Parenteral Nutrition". pp80-3, 2006
https://www.nice.org.uk/guidance/cg32/evidence/full-guideline-pdf-194889853（2018.12 参照）
※推奨レベルD＝おもにコホート研究，ケースシリーズ，専門家の意見に基づく推奨

おわりに

- 入院中は，NSTにおいて最良の栄養療法を提供できるように，多職種によるチームで患者の栄養状態を維持，向上できるように介入しています．しかし，自宅退院後に在宅看護を受けている高齢者の1割強が低栄養状態となり，1年後も同様の状態にとどまるか，やや低栄養状態が進んでいるとされています．そこには，**在宅高齢者の栄養状態を維持するうえでのさまざまな問題点**があります．問題点を解決するには，入院中にいかに退院後のことを見据えた退院支援をするかが重要です．看護師として，患者や

エビデンス3

家族に対しての退院指導や，訪問看護師およびケアマネージャーに対する情報提供を確実に行うことが大切です．

エビデンス2

在宅高齢者の栄養状態を維持するうえでのさまざまな問題点

まずは，食事を摂取するうえで食事に対する楽しみを見いだすことができないことが挙げられます．そのため，食事をすることへの楽しみを見いだすことができるような配慮が必要です．

そして，退院後は入院中のように，NSTによるチーム医療での栄養管理ができません．何より栄養に関しては，家族介護者の知識や技術に依存しています．訪問栄養食事指導を利用し，栄養管理することが必要です．訪問栄養食事指導の制度について情報提供し，適切な栄養指導を受けることができるように支援していくことが重要です[9]．

編集委員からの一口アドバイス

栄養評価に適した指標はあるのでしょうか．

栄養療法開始前にスクリーニングによる栄養障害やリスクを同定するべきですが，残念ながら信頼性の高い評価指標は現在のところありません．栄養状態の評価に主観的および客観的スクリーニングのいずれも有用ですが，重症度の評価は総合的に判断すべきですし，ある一定の時間経過による変化を見なければわかりません．

[9] 柴崎美紀：在宅高齢者の栄養状態およびその栄養指導に関わる在宅医療専門職の役割についての質的研究．杏林医会誌 49(1)：3-17, 2018

参考文献

1) 二村昭彦 他：栄養サポートチーム（NST）におけるRapid Turnover Protein（RTP）測定の有用性．静脈経腸栄養 24(4)：49-56, 2009
2) 山東勤弥：静脈・経腸栄養のモニタリングのポイント．静脈経腸栄養 22(2)：5-11, 2007
3) 佐藤武揚 他：集中治療患者における refeeding syndrome．外科と代謝 50(6)：321-6, 2015
4) 日本集中治療医学会　重症患者の栄養管理ガイドライン作成委員会：日本版重症患者の栄養療法ガイドライン．日集中医誌 23(2)：185-281, 2016
5) 山中克郎 他編："看護アセスメントにつながる検査データの見かた"．照林社，2016
6) 東口髙志 編："全科に必要な栄養管理Q&A―初歩的な知識からNSTの実際まで"．総合医学社，2008
7) 日本検査血液学会 編："スタンダード検査血液学　第3版"．医歯薬出版，2014
8) 西崎祐史 他："ケアに生かす検査値ガイド　第2版"．照林社，2018
9) 日本老年医学会 編："健康長寿診療ハンドブック―実地医家のための老年医学のエッセンス"．日本老年医学会，2015

I. 異常（変化）を見つける

全身状態の悪化を疑う一般的検査値
~まずは ALB と PLT をチェック！ 値の変化から全身状態の悪化を見抜け~

公立陶生病院 集中治療室
（看護副主任，集中ケア認定看護師） 生駒 周作（いこま しゅうさく）

エビデンス & 臨床知

エビデンス
- ☑ 低アルブミン状態は，生命予後を悪化させる．
- ☑ 血小板数は，敗血症や死亡の予測因子かもしれない．

臨床知
- ☑ 数値は必ず時系列で追い，評価するべし．
- ☑ 数値の変化から，その背景に潜む疾患までイメージするべし．

はじめに

- 毎日見ているはずなのに，じつは深く学習したことがなく，苦手意識をもっている項目の一つに「検査データのみかた」が挙がる人は少なくないと思います．実際，検査データは，単に値が「高い」「低い」だけの把握では意味がなく，複数項目の経時的な変化をアセスメントすることで，複雑な病態把握や危険予測につなげることが可能になります．でも，何から学習してよいかわからない……．まずは，ルーチン検査とよばれる項目から学習し，「この値，何か変だな!?」という気づきの目を養うことから始めましょう．こうした「気づき」ができるかどうかで，看護の質や患者の予後が左右されるといっても過言ではありません．

短絡的評価から脱却を

- 全血算（CBC：complete blood count）や生化学検査といった採血項目は，全入院患者において行われているルーチン検査といってまちがいないでしょう．また，集中治療を必要とするような重症患者では，ほぼ毎日くり返しチェックされている項目だと思います．その理由は，言わずもがな刻々と変化する患者の病態を検

著者プロフィール（生駒周作）

2005年 岡崎市民病院救命救急センター ICU・CCU に入職．2012年より公立陶生病院集中治療室に勤務し現在に至る．2017年 集中ケア認定看護師資格取得

クリティカルケア看護の醍醐味は，患者さんの「声にならない声」をいかにキャッチできるかだと思います．五感をフル活用した，「抜け目ない看護」を目指して，病棟スタッフ全員で日々精進しています．

査値の時系列で追い，「患者の変化をキャッチするため」です．
- しかし，実際には，「BUN が高値だから腎臓がやばい」，「PLT が低値だから出血が心配だな」などといった短絡的な評価に留まってしまいがちです．もちろんそれもまちがいではありません．しかし，それだけでは知らないうちに患者の全身状態の悪化を見逃してしまっている可能性があります．
- 本稿では，まずは全入院患者で必ず評価しておきたい一般的な検査項目のなかから（少々強引ではありますが），ALB と PLT をピックアップし，「全身状態の悪化を見逃さない視点」が養えるよう解説します．

タンパク（栄養状態）から全身状態の悪化を探る

- 敗血症や広範囲熱傷，重症外傷などの過大侵襲下では，視床下部−下垂体−副腎系を主とした神経−内分泌の賦活化や，サイトカインを中心とした免疫応答などによって，代謝反応やタンパク異化亢進状態が急速に進展し，重度の栄養障害をひき起こします．また，これら栄養障害の進展・遷延による，感染症などの合併症や死亡率の増加，在院期間の延長などが知られています．
- そのため，まずは患者の栄養状態からチェックします．多くの場合で，「栄養状態の悪化＝全身状態の悪化」であり，逆に「栄養状態の回復＝全身状態の回復」とザックリとらえて差し支えないと思います．
- 現在，栄養状態の評価ツールには，SGA（Subjective Global Assessment）や NUTRIC score などさまざまなものが存在[1]していますが，これら単体のみでの評価は信頼性に欠けるといわれており，種々検査データや身体所見などと併せて総合的に判断していく必要があります．まずは，わが国で伝統的に用いられている栄養指標マーカーである，血清総タンパク（TP）とアルブミン（ALB）から評価しましょう．

① 『日本版重症患者の栄養療法ガイドライン』[1]では SGA を推奨．

[1] 日本集中治療医学会重症患者の栄養管理ガイドライン作成委員会：日本版重症患者の栄養療法ガイドライン. 日集中医誌 23：185-281, 2016

血清総タンパク（TP：total protein）

基準値：6.4〜8.0 g/dL

- 血清総タンパクは，血清中に含まれる 100 種類以上のタンパク質の総称です．おもにアルブミン（60％）と各種グロブリン（40％）で構成されており，それぞれが生命維持に重要な役割を担っています（表1 参照）．多くの場合で，総タンパクの減少はアルブミンの低下，上昇はグロブリンの上昇により起こります．一般的に，6.0 g/dL 以下を低タンパク血症，8.5 g/dL 以上を高タンパク血症とよんでいます．

表1 おもなタンパク質の働き

アルブミン	血漿浸透圧の維持，ホルモン・脂肪の輸送など
αグロブリン	抗動脈硬化作用，鉄・銅の運搬，感染防御など
βグロブリン	脂肪・ビタミン・ホルモン・コレステリンの輸送など
γグロブリン	免疫反応（免疫グロブリン）

1. なぜこの項目を検査するの？

- 低値の場合，タンパク摂取不足や漏出，合成障害，異化亢進などを考えます．反対に高値の場合，過剰栄養や脱水症，異常タンパクの増加などを考えることができます．このように，血清中のタンパク量の増減から，肝臓や腎臓などの代謝性疾患の存在を推定することが可能になります．また，血清タンパク分画検査を実施することで，どの種類のタンパクに異常があるかを調べ，疾患の特定につなげることができます．

2. なぜデータが変化するの？

- 通常，食物から摂取したタンパク質はアミノ酸に分解され，肝臓で解毒・再合成された後に各組織へと送り出されます．そのため，血清タンパクのおもな産生部位である肝臓に障害が生じると，血清総タンパクの濃度が変化し，異常値を示します[2]．

②アルブミン/グロブリン比（A/G 比）もチェック！：
血液中のアルブミンとグロブリンの比で，アルブミンの低下，もしくはグロブリンの増加により A/G 比は低下する．A/G 比の低下は，肝硬変や慢性肝炎，膠原病，多発性骨髄腫，ネフローゼ症候群などを疑う所見となる．

アルブミン（ALB：albumin）

基準値：4.1～5.1 g/dL

エビデンス 1

アルブミンの低下

アルブミンは，肝臓で 1 日に約 10 g 産生され，ホルモンやビリルビン，薬剤など水に溶けない物質を臓器や組織に運搬したり，血漿の浸透圧を維持したりする役割を担っています[2][3]．アルブミンの低下は，患者の生命予後を悪化させることが広く知られています．多くの疾患においてその活動性が上昇すると，血清アルブミンが減少する病態を含んでいるため，「アルブミンの低下は病態が悪化」ととらえることができます．

[2] Friedman AN et al：Reassessment of albumin as a nutritional marker in kidney disease. J Am Soc Nephrol 21(2)：223-30, 2010

[3] Akirov A et al：Low Albumin Levels Are Associated with Mortality Risk in Hospitalized Patients. Am J Med 130(12)：1465.e11-e19, 2017

1. なぜこの項目を検査するの？

- 一般に肝合成能や栄養指標マーカーとして用いられてきました．しかし，近年では，栄養指標マーカーとしては否定的な報告が多く，種々の疾患マーカーとして注目されています．肝障害や悪性

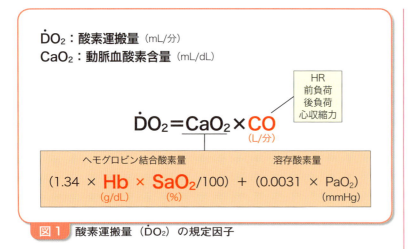

図1 酸素運搬量（$\dot{D}O_2$）の規定因子

腫瘍，炎症性疾患，出血などの存在を推定できます．

2．なぜデータが変化するの？

- 血清アルブミン値は，合成と供給，組織分布，異化・代謝などの要因により変化します．肝臓で産生されたアルブミンが血中に入る量と，血管外に漏出するもしくは消費される量の差，合成と消費のバランスによって決定されます（ただし血中の水分量によって変化することを頭に入れておく必要があります）．つまり，タンパク合成の低下，もしくはタンパク消費の亢進により低値を示します．また，他の検査を併せてチェックすることで，これらの原因の特定に近づけます．

a）「タンパク合成の低下」は貧血と肝機能をチェック！

- おもに「摂取不足」と「合成障害」が原因で起こります．タンパクの摂取不足，つまり食事量が低下している状況では，鉄分摂取も不足していることが多く，鉄欠乏性貧血や小球性貧血をともなうことがあります．これにより，ヘモグロビン（Hb）低下や平均赤血球容積（MCV）の低下などの異常値を示します．また，Hbが低下し，MCVが上昇している場合では，ビタミンB_{12}や葉酸の摂取不足による大球性貧血が考えられます[3]．タンパク合成障害は，合成場所である肝臓の機能障害により起こるため，アルブミンのみならず，コリンエステラーゼ（ChE）や総コレステロール（TC）も同様に低下します．また，肝硬変など重度な肝機能障害では，アルブミンの低下だけでなく血小板（PLT）の低下やALT，ビリルビン（Bil）の上昇などをみとめることがあるため，あわせてチェックすることが重要です．

b）「タンパク消費の亢進」は炎症反応をチェック！

- おもに「タンパク異化亢進」と「体外への喪失」が原因で起こります．タンパク異化亢進の有無は，炎症反応（CRP）[4]をチェックします．炎症があると肝臓でのCRP産生が増加する一方で，アルブミン合成は低下し，局所での消費が亢進します．また，タンパクの体外への喪失は，出血（Hb低下をともなう）やネフロー

[3] 貧血（Hb低下）はなぜ悪い？：ヘモグロビンは，鉄分（ヘム）とタンパク質（グロビン）が結合した物質で，赤血球の主要成分である．組織への酸素運搬の担い手であり，毛細血管通過中に組織へ酸素を供給している．**図1**が示すとおり，ヘモグロビンは，SaO_2や心拍出量と並んで酸素運搬量（$\dot{D}O_2$）を規定する要であるため，低値は全身または特定の組織・臓器へ十分な酸素供給がされない低酸素症（hypoxia）につながる．

[4] CRP（C反応性タンパク）：種々の炎症性疾患の早期診断や活動性・重症度の評価，治療効果などを把握するマーカーとして広く用いられている．また，CRPの上昇と心疾患や動脈硬化との関連性が示されていることから，心疾患のリスク評価としても用いられている．

ゼ症候群（TCの上昇をともなう），熱傷（ナトリウムの上昇をともなう）などの疾患が鑑別に挙がります．このほかにも，血管透過性の亢進により胸腔や腹腔など血管外に漏出する疾患も考慮します．

c）高値の場合は脱水を疑え！

- まずは脱水を疑います．脱水により血管内の水分量が減少し，血液が濃縮することで高値を示します．

> **MEMO　短期栄養評価としてのアルブミン**
> 血中のアルブミンは栄養状態の一定の指標となります．しかし，半減期が約21日と長いため，短期間の栄養学的なパラメータとしては不向きといえます．そのため，短期栄養評価のための栄養学的なパラメータとして，半減期の短いトランスフェリン（7日），トランスサイレチン（2日），レチノール結合タンパク（0.5日）などのRTP（rapid turnover protein）がしばしば用いられています[4]．しかし，これら血清タンパク質は急性相反応タンパクの合成増加と血管透過性亢進による血管外漏出のため，正確な栄養状態を反映しきれるわけではないため，病歴や重症度，入院以前の食事摂取状況，体重変化，消化管機能などを総合的に評価する必要があります．

[4] McClave SA et al：Guidelines for the Provision and Assessment of Nutrition Support Therapy in the Adult Critically Ill Patient：Society of Critical Care Medicine（SCCM）and American Society for Parenteral and Enteral Nutrition（A.S.P.E.N.）. JPEN J Parenter Enteral Nutr 40（2）：159-211, 2016

血小板減少から全身状態の悪化を探る

- とくに血栓形成による血小板数の低下は，血栓症や敗血症，播種性血管内凝固症候群（DIC）といった，重症疾患を示唆する所見となるため，全身状態の悪化を疑う重要なチェック項目といえます．

血小板数（PLT：platelet）

基準値：160〜390×10^3/μL

- 血小板は，骨髄で形成され，寿命は約10日間です．血小板のうち約2/3が血管内に存在し，残りの1/3は脾臓内に貯蔵されています．血小板は，凝固因子とともに「止血」という生体に欠かせない役割を担っています．血管の損傷が起きると傷口に粘着して凝集塊（血栓）を形成することで，止血（一次止血）を行います．また，セロトニンを放出することで血管を収縮させ，出血を抑える働きもあります．

1．なぜこの項目を検査するの？

- 血液凝固にかかわる血小板が血液中にどれだけ存在するかを調べることで，出血傾向や止血機能の状態を推測します．前述のとおり，血栓症や敗血症，播種性血管内凝固症候群（DIC）といった，

重症疾患を示唆する所見となります．

2．なぜデータが変化するの？

- 骨髄で産生され血管内に供給される数と，血管内において消費または血管外に喪失する数のバランスによって決定されます．つまり，骨髄の異常による産生の低下や血管内における消費の亢進により，低値を示します．

a）産生の低下は，骨髄疾患を疑え！

- 骨髄における血小板の産生低下は，おもに白血病や悪性リンパ腫などの骨髄占拠病変などが原因となります．白血病や悪性リンパ腫などでは，骨髄中の悪性細胞の存在により，骨髄機能が低下し，骨髄中の巨核球産生が減少することにより，末梢静脈血中の血小板数は低値を示します．このほかにも，再生不良性貧血や骨髄異形成症候群などの造血幹細胞の障害や抗がん剤・放射線治療などの外的因子でも産生は低下します．

b）消費の亢進は，DIC や敗血症を疑え！

- 代表的な疾患として，DIC や敗血症が挙げられます[5]．DIC は，さまざまな重篤な基礎疾患によって血管内皮細胞が傷害され，その結果，全身性の凝固系が賦活化した状態を示します．これにより全身の血管内に微小血栓が多発することで臓器血流が低下し，臓器障害などの重篤な病態に陥ります．DIC では血小板に加えて凝固因子も消費されます．とくに血液凝固第Ⅰ因子であるフィブリノゲン（FIBG）は，止血のための重要な役割をはたしており，消費が亢進するため併せてチェックします．血栓傾向をともなう場合は，フィブリノゲン以外の凝固因子の消費が亢進し，プロトロンビン時間（PT）の延長がみられます 表2 [6]．また，併せて線溶系の亢進の有無を D-dymer でチェックすることも重要になります．

[5] Cato LD et al：A predictor of sepsis and mortality in severe burns. Burns 44（2）：288-97, 2018

[6] DIC 診断基準作成委員会：日本血栓止血学会 DIC 診断基準 2017年版. 血栓止血誌 28（3）：369-91, 2017

> **DIC 患者の看護上の注意点**
> DIC は，凝固の亢進と出血傾向が同時に存在するきわめて不安定な病態です．その程度は，基礎疾患によっても異なるため，基礎疾患の理解を深め，治療と症状に応じたケアを提供する必要があります．また，全身のどこの臓器でも障害されるリスクを含んでいるため，神経症状や呼吸・循環動態，消化器症状などの全身の観察が重要になります．全身の皮膚や粘膜の観察は，出血傾向の早期発見に重要な項目になります．褥瘡好発部位など，体圧が掛かりやすい部分の皮下出血から始まることが多いため，注意深く観察します．
> また，出血傾向をみとめた場合には，さらなる拡大を防ぐため，皮膚や粘膜への外的刺激を避けるように注意します．日常的に頻繁に実施される清潔ケア（全身清拭・マウスケアなど）や体位変換，気管吸引処置などでは，とくに注意が必要です．

表2 DIC診断基準（日本血栓止血学会 2017年版）

	項目	基本型		造血障害型		感染症型	
一般止血検査	血小板数 （×10⁴/μL）	12＜ 8＜ ≦12 5＜ ≦8 ≦5 24時間以内に 30％以上の減少	0点 1点 2点 3点 +1点			12＜ 8＜ ≦12 5＜ ≦8 ≦5 24時間以内に 30％以上の減少	0点 1点 2点 3点 +1点
	FDP （μg/mL）	＜10 10≦ ＜20 20≦ ＜40 40≦	0点 1点 2点 3点	＜10 10≦ ＜20 20≦ ＜40 40≦	0点 1点 2点 3点	＜10 10≦ ＜20 20≦ ＜40 40≦	0点 1点 2点 3点
	フィブリノゲン （mg/dL）	150＜ 100＜ ≦150 ≦100	0点 1点 2点	150＜ 100＜ ≦150 ≦100	0点 1点 2点		
	プロトロンビン 時間比	＜1.25 1.25≦ ＜1.67 1.67≦	0点 1点 2点	＜1.25 1.25≦ ＜1.67 1.67≦	0点 1点 2点	＜1.25 1.25≦ ＜1.67 1.67≦	0点 1点 2点
分子マーカー	アンチトロンビン （％）	70＜ ≦70	0点 1点	70＜ ≦70	0点 1点	70＜ ≦70	0点 1点
	TAT，SFまたは F1＋2	基準範囲上限の 2倍未満 2倍以上	0点 1点	基準範囲上限の 2倍未満 2倍以上	0点 1点	基準範囲上限の 2倍未満 2倍以上	0点 1点
	肝不全	なし あり	0点 −3点	なし あり	0点 −3点	なし あり	0点 −3点
	DIC診断	6点以上		4点以上		5点以上	

（文献6より引用）

血液検査は，検査値をみて異常を確認し，疾病の診断などにつなげる，または，疾病を疑い，それに対応する検査項目を検査することが多いかと思います．そのなかで，検査の種類は同じでも，疾患との関係において，注目すべき検査データは異なります．
本稿では，重症患者を想定した際に，または，全身のさまざまな状態を見きわめるのに絶対に外せない検査項目である「ALB」と「PLT」を挙げていただき，その重要性を解説していただきましたが．つまり，まずは，「これだけは押さえておくべき」という優先性も大事だということですね．
そして，できたら主要な器官，臓器，疾病などと関連の深い検査項目を，たとえば右の図のような関係で覚えておくと，検査とその値を確認する目的と意義が明確になると思います．

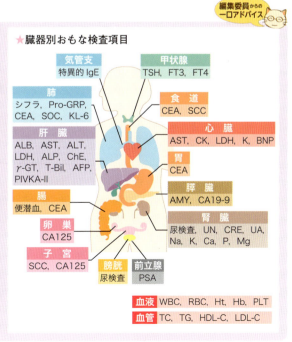

★臓器別おもな検査項目

I. 異常（変化）を見つける

脱水を疑う検査値
～「体液って難しい」を克服し，脱水をいち早く発見する！～

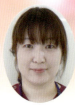

石巻赤十字病院 ICU
（集中ケア認定看護師）
阿部美奈子（あべみなこ）

エビデンス & 臨床知

エビデンス
- ☑ 体液量は体重の 60％である．
- ☑ 細胞内液に多いのはカリウムイオン，細胞外液に多いのはナトリウムイオンである．
- ☑ 体液のバランスを保つためにはナトリウムイオンが重要．

臨床知
- ☑ 脱水とは，細胞内液と細胞外液の両方の水分が減少した状態である．
- ☑ 脱水は，高張性，低張性，等張性脱水に分類される．
- ☑ 脱水は，尿量，尿比重，尿ケトン，BUN，BUN/Cr 比，アルブミンなどにより評価する．

はじめに

- 脱水とは，体内に入る水分または塩分が減少する，あるいは体内から出ていく量が増加することによって，体液量が欠乏した状態を表します．患者だけではなく，私たち看護師も忙しく業務を続けていると，水分補給を忘れ，喉がカラカラになり，「排尿したのは一体いつだっけ？」といった経験は誰にでもあると思います．それを理解するために，体液量や組成について改めて学んでいきましょう．

体液の量と組成

- 体液の量と組成のバランスを保つことは，生体の恒常性維持のために重要です．
- 体液量は，年齢や性別により異なり，成人男性の場合は体重の60％，女性は 55％を占めます．また，新生児の体液量 75％，

著者プロフィール（阿部美奈子）
2006 年 横浜労災病院に入職，2009 年 石巻赤十字病院に入職し，救急病棟に配属，2018 年 4 月より ICU に配属となる
2017 年 集中ケア認定看護師を取得
今まで私自身が体液について苦手意識がありました．しかし今回の執筆により，苦手意識を少し克服できたのではないかなと感じています．いろいろな学習，忙しい業務，脱水になりながらも，頑張っていきましょうね！

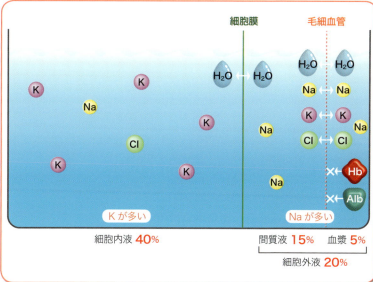

図1 体液の組成

幼児は65〜70％，高齢者は50％となります．
- 体液は，成人男性で考えると，細胞内液40％と細胞外液20％となっており，さらに細胞外液は，間質液15％，血漿5％となっています 図1．体内の水分はこの3分画が互いにバランスを取り合っています．

細胞内液と細胞外液

細胞内液と細胞外液は，細胞膜によって隔てられています．細胞膜は，水に対しては透過性が高いですが，ナトリウムなどほとんどの電解質に対しては，透過性が低いため通過できません．細胞内液はカリウムイオン（K^+），細胞外液はナトリウムイオン（Na^+）が多く含まれています[1] 表1 [2]．

表1 細胞内液と細胞外液のおもな電解質組成

		細胞内液（mEq/L）	細胞外液（mEq/L）
陽イオン	Na^+	10	140
	K^+	150	4
	Ca^{2+}	<0.001	4.6
	Mg^{2+}	40	1.6
陰イオン	Cl^-	7	103
	HCO_3^-	10	24
	HPO_4^-	100	2.2
	SO_4^-	16	1
	タンパク質	67	14
	有機酸	—	6

（文献[2]を参照して作成）

[1] John E. Hall："ガイトン生理学 原著第13版"．エルゼビア・ジャパン，pp 273-6, 2018

[2] 香春知永 他："系統看護学講座 専門分野I 臨床看護学総論"．医学書院，p258, 2012

血漿と間質液

- 血漿と間質液は，毛細血管壁の小さな網目を通り抜けて，物質交換が行われています．この網目は，タンパク質以外の細胞外液のほとんどの溶質に対して透過性が高くなっています．そのため，電解質の組成は類似しています．

> **体液量のバランスを保つためにはナトリウムが重要**
>
> 血漿，間質液，細胞内液が一定に保たれるのには，浸透圧が大きく関わっています．浸透圧には「晶質浸透圧」と「膠質浸透圧」があります．
> 「晶質浸透圧」とは，電解質などの小分子（晶質）による浸透圧です．これらの小分子は，毛細細胞壁を介して行き来できるため，間質液へ移動し，細胞外液全体を満たすことができます．そのため，血漿と間質液の電解質組成がほとんど同じになるのです．ここで重要な小分子は，細胞外液でもっとも多く含まれているNa^+になります．
> 一方，「膠質浸透圧」とは，分子量が大きい高分子（膠質）による浸透圧になり，アルブミンなどが代表です．高分子は分子量が大きく，正常な状態では毛細血管壁を介して理論的には間質液へ移行できません（ただし，実際には割合は不明ですが，移行しています）．膠質浸透圧は，間質液の水分を血管内に引き戻し，間質液の水分貯留を除去する働きがあります．
> 膠質も水を引き戻す力がありますが，実際に浸透圧に影響が大きいのが，晶質になります．つまり，Na^+が重要になります[1]．

尿の生成

- 腎臓で尿を生成するところはネフロンとよばれ，腎小体と尿細管から構成されています．腎小体で，毛細血管内を流れる血漿中の老廃物が，尿中へと濾過されます．糸球体から濾過されて出てくる液体を糸球体濾液（原尿）とよびます．濾液に含まれる成分の濃度は，タンパク質の違いを除けば，血漿中の濃度とほぼ等しくなります．濾液は，腎小体から尿細管へと移行し，近位尿細管からヘンレ係蹄，遠位尿細管，集合管へと移動します．
- 濾液が尿細管を通過する途中で，さまざまな物質や水の再吸収と分泌が行われます．濾液として濾過される水分は1日におよそ180Lにもなりますが，その99％が尿細管と集合管から再吸収され，排泄される尿としては約1.5L前後になります．尿量は体重1kgあたり1時間でほぼ1mLが目安となります．

腎臓での体液量の調整

- 経口摂取や輸液，代謝水などのIN量と，皮膚や肺からの不感蒸

表2 一日の水の摂取量と排泄量（mL/日）

摂取		排泄	
水分摂取	2,100	不感蒸泄	700
代謝水	200	発汗	100
		便	100
		尿	1,400
総摂取量	2,300	総排泄量	2,300

泄や排尿からのOUT量は，通常一定にバランスがとれるようになっています 表2 .

- その機序として大切なのは，吸収された水分や塩分が抗利尿ホルモン（antidiuretic hormone：ADH）とアルドステロンの作用によって調整されていることと，腎臓での排泄です．
- アルドステロンは副腎皮質から分泌され，尿細管でのNa^+の再吸収と，K^+やH^+の分泌の調整を行っています．細胞外液量やNa^+が減少すると，尿細管でNa^+の再吸収を促進し，水の再吸収を増加させ，腎臓にNa^+と水を保持させます．
- ADHは，脳下垂体後葉から分泌され，遠位尿細管での水の再吸収を促進し，水を保持する作用があります．脱水により腎血流量が減少すると，体液量を保持しようとADHが分泌されます．
- また，浸透圧が高くなると下垂体後葉でADH分泌を刺激しますが，口渇中枢も同じ部位にあるため，刺激を受けます．細胞外液量の減少と，動脈圧の低下も口渇中枢を刺激し，飲水行動に結びつき，IN量が増え脱水が改善していきます．

臨床知1 脱水の原因と分類

脱水は，細胞内液，細胞外液の両方の体液が減少する状態のことをいいます．

脱水には，おもに水分だけが減少する「高張性脱水」と，水分よりも電解質（おもにナトリウム）が減少する「低張性脱水」，水分と電解質がほぼ同時に減少する「等張性脱水」があります．

「高張性脱水」は，発熱や熱中症などで不感蒸泄量が増加したり，飲水行動の制限などにより起こります．細胞外液から水分が減少すると，血漿浸透圧が上昇し水分が細胞内から細胞外液に移動し，細胞内液量が減少します．

「低張性脱水」は，利尿薬の投与や副腎不全，塩分の摂取制限などによって起こります．塩分を含む体液が減少すると，血漿浸透圧が低下し細胞内に水が移動して細胞外液が減少します．

「等張性脱水」は，嘔吐や下痢，出血，熱傷などにより起こ

ります．細胞外液，細胞内液ともに減少した状態で，血漿浸透圧は変化しないため，体液の移動は起こりません[3][4]．

[3] 芦川和高 監："NEW 図解救急ケア 2nd". 学習研究社, pp180-1, 2007
[4] 香春知永 他："系統看護学講座 専門分野I 臨床看護学総論". 医学書院, pp259-60, 2012

脱水時の検査

- 以上のように，不感蒸泄や消化管などからの水分の消失，飲水量の減少などにより脱水になると，IN/OUTのバランスをとるために，腎臓は水分の再吸収を増加し，尿量を減少させ，溶質を排泄して濃縮尿を生成します．尿量，尿の色調など，肉眼的に脱水症状を観察することができます．
- その他，脱水時に変化が現れる検査値を 表3 にします．

表3 脱水時の検査項目

検査項目	基準値	脱水時
尿比重	1.015～1.025	1.03以上
尿ケトン体	陰性	陽性
尿量	500～2,000 mL/日	乏尿 500 mL/日以下 無尿 100 mL/日以下
ナトリウム	135～145 mEq/L	高値
血清尿素窒素（BUN）	8.0～20.0 mg/dL	高値
BUN/Cr比	10以下	上昇
アルブミン	4.0～5.0 g/dL	高値

尿比重

- 尿比重は，尿中溶質濃度を評価するために行います．尿が濃縮されればされるほど，尿の比重は高くなります．一般に尿比重は尿量に反比例し，尿量が多いと尿比重は小さく，尿量が少ないと尿比重は大きくなります．脱水では尿比重が大きくなり，高張尿となります．しかし，尿比重はグルコースや造影剤，抗生物質の影響を受けて高値を示すことがあるため，注意が必要です．

尿ケトン体

- エネルギーを産生するときに，糖質の摂取が不足したり，糖質が十分に利用できなかったりすると，代わりに体内の脂肪が分解されてエネルギー源として利用されます．ケトン体は，その際に利用されなかった分解産物から生成されます．アセト酢酸，β-ヒドロキシ酢酸，アセトンの総称で，アセトン体ともよばれています．ケトン体は，脳神経や筋肉，腎臓などでエネルギー源として

利用されます．しかし，その一部は肝臓で分解することができないため，脂肪の分解が亢進すると，血液中に増加しケトーシスになります．ケトーシスは血液のpHを酸性に傾け，ケトアシドーシスをもたらします．ケトン体は尿中に排泄されるため，尿ケトン体を検査すると，糖代謝の異常を把握することができます．敗血症など感染症が原因で発熱が続くとエネルギー代謝が亢進するため，糖質が不足し，タンパク質や脂質からエネルギーを産生します．このためケトン体が産生されます．また，発熱の持続は不感蒸泄量を増加させ，脱水が起こりやすい状態になります．

- また，糖尿病は血糖値の上昇により，尿量が増加し，脱水が起きやすい状態になります．血管内の糖質が増えますが，糖質を細胞内でのエネルギー産生に利用できず，脂肪分解を起こすため，ケトン体が陽性となります．
- 下痢や嘔吐でも，糖質の利用障害が起き，ケトン体は陽性になるため，脱水の指標となります．

血清尿素窒素（BUN：blood urea nitrogen）

- タンパク質は，食物を摂取したり，筋肉や肝臓などでタンパク質の異化が起こることにより，窒素を外してエネルギーを産生します．窒素は，尿酸，尿素，アンモニア，クレアチニンなどに含まれます．尿素は，肝臓でアンモニアを無毒化して生成され，半分が尿として排泄，半分が尿細管で再吸収されます．再吸収された尿素は，浸透圧により水の再吸収を助けます．脱水のとき，水分の不足やADH濃度が高いと，多量の尿素が再吸収され，水分の再吸収を増やそうとします．そのため脱水時はBUNが上昇するのです．

BUN/Cr比

- クレアチニンは，肝臓で合成され筋細胞内に取り込まれ，筋肉やエネルギー代謝に利用されます．その後，尿細管で再吸収されず，尿中にほとんど排泄されます．クレアチニンは糸球体濾過との相関があり，腎機能以外の影響をあまり受けません．濾過率が高ければクレアチニンは尿中に濾過されるため，血中の濃度は下がります．濾過率が低ければクレアチニンは濾過されないため，血中の濃度が上がります．
- BUN/Cr比は，腎機能以外の影響の程度が推定できます．BUNは腎機能だけではなく，脱水や，タンパクの摂取量，タンパク質異化や，消化管出血など多数の影響を受けます．そのため，腎外因子を受けにくいクレアチニンとの比で評価します．脱水時，BUNは上昇するため，BUN/Cr比は上昇します．

アルブミン

- アルブミンは血管透過性が亢進していなければ毛細血管壁をほとんど通過できないため，血漿から間質液には移動できません．そのため，脱水により水分が減少すると，濃度が高くなり，高値を示します．

臨床知2

血管内脱水

血管内脱水は，臨床上よく聞かれる言葉です．脱水とは，体液すべてが減少した状態を指しますが，血管内脱水は，体液の3分画の一つ，血漿が少なくなった状態です．

血管内脱水は，手術後や感染症などの侵襲時に著明に現れます．侵襲により血管透過性が亢進し，体液はナトリウムとともにサードスペースに移動し，非機能的細胞外液となります．強い侵襲の場合，血管透過性はさらに亢進し，ふだんなら通過しにくいアルブミンなどもサードスペースに移動します．アルブミンは，膠質浸透圧により水を引きつける働きをしていますので，血漿（血管内）での水分を引きつける力が弱まり，さらに血管内脱水が進みます．輸液を投与し，循環血液量を保持する必要があります．

脱水時は5％ブドウ糖を投与することが多いですが，自由水になると細胞内液に移動してしまうため，血管内脱水の場合は違う輸液が望ましいです．細胞外液や生理食塩水などを投与しますが，重度の場合はアルブミン製剤やFFPを投与することもあります．この場合，アルブミンのサードスペースへの移動や，C反応性タンパクや免疫タンパクの生成などにより，アルブミン値は低くなります．

輸液による脱水の補正

- 5％ブドウ糖液は，ブドウ糖が代謝されると自由水になり，細胞内，間質液，血漿を自由に行き来できます．そのため，脱水の改善を目的に投与されることが多くなります．
- しかし，低張性脱水や等張性脱水のときは，電解質も失われているため，細胞外液や維持液といった電解質を含有している輸液が投与されます．このとき，Na^+の急激な補正は脳浮腫をまねくことがあるため，ゆっくり補正する必要があります．

おわりに

- 私たちが脱水になった場合，飲水行動に結びつくことができ，脱

水状態を改善することができます.しかし,患者さんはどうでしょうか? 徐々に回復してきて,食事を摂取するようになり,輸液療法は終了したけれど,食事や飲水量が十分ではない,ということは臨床上よくあると思います.検査値について述べてきましたが,それまでの経過,口渇感や皮膚の乾燥などの臨床症状から,脱水を早期発見し,重症化を防ぐことが重要です.

参考文献

1) 香春知永 他:"系統看護学講座 専門分野Ⅰ 臨床看護学総論".医学書院,2012
2) 奈良信雄 編:"系統看護学講座 別巻 臨床検査".医学書院,2014
3) 江口正信 他:"検査値早わかりガイド改訂・増補3版".医学芸術新社,pp22,56,122,126-9,2009
4) 一般社団法人日本静脈経腸栄養学会:"一般社団法人日本静脈経腸栄養学会 静脈経腸栄養テキストブック".南江堂,pp98-111,2017
5) 道又元裕:"見る・聞く・読むで楽に学べる道又元裕のショックと侵襲の講義 実況中継".学研メディカル秀潤社,2016
6) 道又元裕 他:"先輩おしえて! ICUナースの検査値の読み方".日総研出版,2016
7) 石松伸一:"Dr石松の輸液のなぜがスッキリわかる本".総合医学社,2013

本編にも記述されていますが,血管内脱水によって血管内の水分が減少し血液の濃縮が起こります.その影響を腎臓が受けて,排泄される物質も変化します.
その結果,次のような数値が上昇することが一般的に多いことを知っとくといいですね.
・赤血球数(RBC)
・ヘモグロビン値(Hb)
・ヘマトクリット(Ht)
・アルブミン(ALB)
・総タンパク(TP)
・尿素窒素(UN)
・クレアチニン(CRE)
・尿酸(UA)

一方,脱水では電解質のナトリウム(Na)が大事だということが示されていました.
たとえば,低張性脱水の場合は,体液中の電解質を失うことによって,ナトリウムが低下します.高張性脱水の場合は,体液中の水分を失うことによって,ナトリウムが上昇します.ちなみに,下痢や嘔吐によっ生じた脱水は,ナトリウムに加え,カリウム(K)とクロール(Cl)の数値も低下していることが多いので,一緒に確認しましょう.

しかし重要なのは,患者がどのような生活を過ごしてきたかなどの情報や症状と照らし合わせて,総合的に判断することです.

コラム　電解質異常①

意識障害と Na
〜意識障害の原因はさまざま，頭蓋内以外にも注目する〜

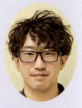

鎌田佳伸（かまだよしのぶ）

函館脳神経外科病院
（集中ケア認定看護師）

2005年 北海道立江差高等看護学院卒業後，函館脳神経外科病院へ入職．急性期病棟を経て現在SCUにて勤務
2017年 集中ケア認定看護師の資格取得．2015年より道南ドクターヘリフライトナースとして従事．そのほか日本救急医学会認定ICLSインストラクター，ISLS認定ファシリテーターなどの資格を取得

看護はチームメンバーが力を合わせなければ成り立ちません．一人一人の力の結集が大きな成果につながると信じています．

はじめに

- みなさんが意識障害のある患者を目にしたとき，患者の身体のなかで何が起こっていると考えますか．まず真っ先に思いつくことは「頭蓋内疾患」でしょうか．しかし臨床場面において，頭蓋内疾患がないにもかかわらず意識障害がみられることは少なくありません．そこで本稿では「Na」に注目して意識障害を紐解いていきたいと思います．

意識を正常に保つとは

- 意識障害について述べる前に，まずは意識を保つメカニズムを押さえておきたいと思います．「意識が正常に保たれる」とは，自己の周囲の環境を正しく認識し，周囲の環境に対して正しく反応できる状態を指します．意識を正常に保つためにポイントとなるのは「脳幹網様体」と「視床」です．
- 意識を維持するメカニズムについては，半世紀以上前にMoruzziとMagounによって脳幹網様体の重要性と上行性毛様体賦活系の概念が提唱されました[1]．外界からの刺激は目・耳・手足から情報の伝導路である脳幹網様体へと伝わり，それらの情報は覚醒の状態維持・認知・思考・行動などに関与する大脳皮質へと伝わっていきます．これらの一連の伝達が正常に行われることで，意識が正常に保たれるのです．つまり意識障害とは，これらの伝達が障害されることにより起こると考えられています．

[1] Moruzzi G et al：Brain stem reticular formation and activation of the EEG. Electroencephalogr Clin Neurophysiol 1(4)：455-7, 1949

意識障害を呈する原因は？

- 意識障害を呈する疾患のうち，**神経系疾患であるものは30％程度にすぎない**との報告があります．では神経系疾患以外に意識障害を呈する疾患には，どんなものがあるのでしょう．それらをわかりやすく示したものに「AIUEOTIPS（アイウエオチップス）」という考え方があります 表1．この表をみると鑑別すべき主要疾患はさまざまあることがわかります．電解質異常は早急に処置が必要ということを意識することが必要となります．

エビデンス1

表1　AIUEOTIPS

A	Alcohol	急性アルコール中毒，Wernicke脳症
I	Insulin	低血糖，高血糖
U	Uremia	尿毒症
E	Encephalopathy	髄膜炎，脳炎，肝性脳症
	Electolytes	電解質異常
O	Oxygen	低酸素血症，高二酸化炭素血症，一酸化炭素中毒
	Overdose	薬物中毒
T	Trauma	外傷
	Tenperature	体温異常（熱中症・低体温症）
I	Infection	感染症
P	Psychiatric	精神疾患
S	Shock, Seizure	ショック，てんかん
	Stroke	脳卒中（脳梗塞・脳出血・くも膜下出血）

意識障害の評価

意識障害を評価するために，GCS・JCS・ECSといったさまざまなツールが使用されています．近年では「FOUR SCORE : Full Outline of UnResponsiveness Score」とよばれるツールが注目されています[2]．「FOUR SCORE」はGCSに比べ評価者間一致率が優れていることや予後指標として優れているとの報告[3]があります．
このスコアが他のツールと異なる点は，瞳孔所見と呼吸状態が評価の指標になっている点です．このスコアを使うことで意識障害の評価ができる点が注目されますが，それ以上に，ふだんの関わりのなかで瞳孔所見・呼吸状態を観察する意識づけが非常に大切だと感じられます．

[2] Wijdicks EF et al : Comparison of the Full Outline of UnResponsiveness Score and the Glasgow Coma Scale in predicting mortality in critically ill patients. Crit Care Med 43 : 439-44, 2015
（エビデンスレベルⅣ）

[3] Okasha AS et al : The FOUR score predicts mortality, endotracheal intubation and ICU length of stay after traumatic brain injury. Neuro Care Soc 21 : 496-504, 2014
（エビデンスレベルⅢ）

低Na血症

- 前述しましたが，Naの影響で意識障害を起こすことがあります．私たちの身体のなかでは，通常135～145 mEq/Lの間で血清Na値が維持されています．低Na血症は血清Na値が135 mEq/L未満と定義されています．

- 低Na血症の症状は，血清Na値によってさまざまな症状がみられます．120～130 mEq/Lで軽度の疲労感がみられ，120 mEq/L以下で頭痛や嘔吐，食欲不振，神経症状がみられます．さらに110 mEq/Lまで低下すると，昏睡やけいれんなどの症状が出現します．

- 低Na血症が意識障害へつながる機序は，①低Na血症によって細胞外液の浸透圧が低下し，②頭蓋内（細胞内）へ水が流入し，脳浮腫となりICP（頭蓋内圧）が亢進し意識障害へとつながります．
- 低Na血症における血清Na値の補正は，注意が必要です．急激な補正は，四肢麻痺，仮性球麻痺，けいれん，意識障害などの症状をともなう，浸透圧性脱髄症候群（osmotic demyelination syndrome：ODS）を起こすことがあるからです．Naの補正の目安としては，最初の24時間で10 mEq/L，次の24時間で8 mEq/Lの範囲で補正することが推奨されています[4]．
- 看護師として，低Na血症では脳浮腫から頭蓋内圧（intracranial pressure：ICP）亢進へ移行する前に"気づく"ことが重要です．意識障害の病態鑑別において，病歴51%，**投薬歴43%**，身体所見41%であったのに対し，画像所見は16%にすぎなかったとの報告[5]があります．ふだんの関わりのなかでの「何か変」という気づきが，患者の状態悪化を防ぐことにつながります．

[4] Sterns RH et al：Management of hyponatremia in the ICU. Chest 144：672-9, 2013

[5] Kanich W et al：Altered mental status: Evaluation and etiology in the ED. Am J Emerg Med 20：613-7, 2002

臨床知 1　低Na血症と糖尿病薬

高齢者はさまざまな薬を服用しています．その際注意するべき内服薬にSGLT2阻害薬があります．この薬剤は腎臓の近位尿細管に存在するナトリウム-グルコース共輸送体2（SGLT2）の活性を阻害し，血中のグルコースを尿中に排泄し血糖を下げる作用があります．注意する点として，利尿作用があるため多尿・頻尿がみられ，体液量が減少する可能性があり，結果として低Na血症へ移行するケースがあります[6]．実際，臨床でも低Na血症の原因となる場合があるので，投薬している場合は注意が必要と考えます．

[6] 大正富山医薬品株式会社：医薬品インタビューフォーム「ルセフィ®錠」https://medical.taishotoyama.co.jp/data/if/pdf/lsf.pdf（2018.11参照）

高Na血症

- 高Na血症においても意識障害は出現します．高Na血症は血清Na値が145 mEq/Lを超えるものと定義され，相対的な自由水不足の状態です．体内の血清Na値が高い場合，細胞外（血液）が細胞内より高浸透圧になります．水は浸透圧が高いほうへ移り，血清Naを下げようと作用するので，組織や細胞内の水は細胞外へと移動します．その結果，脳細胞内は脱水となり，細胞の核は傷害を受けることになります．この結果が意識障害となって現れます．
- 治療は自由水の補正が一般的です．しかし神経系の細胞は，始め

は縮みますが，数時間で細胞容量は戻るとされ，容量が戻った際に過度な自由水の補充は脳浮腫を増長させてしまう可能性があります．そのため血清 Na 値の減少が 0.5 mEq/L を超えない速度にするべきとされています[7]．

[7] Adrogué HJ et al：Hypernatremia. N Engl J Med 342：1493-9, 2000

おわりに

● 意識障害の原因はさまざまですが，患者の側にいる看護師が，いち早く患者の異常に気づけるからこそ，重症化回避につながります．そのために多角的に，さまざまな視点をもって患者と接し，小さな変化でも気づくことが必要ではないでしょうか．

編集委員からの一口アドバイス

低 Na 血症の症状は非常に幅広く，軽度では，傾眠（意識障害）や全身倦怠感，筋痙縮をみとめることがあります．重度で急激になると昏睡や全身けいれんなど，水中毒症状をみとめる場合があります．
一方，慢性的に低 Na 血症がある患者では，転倒率上昇に関与する可能性が示唆されています．また，一部の薬剤で低 Na 血症をひき起こす可能性が示唆されています（下表）．これらが併用されている場合や，高齢者（とくに下痢がみられる場合）は注意が必要です．
水分は適度に摂りましょう．

低 Na 血症の原因となるかもしれない薬剤（商品名）

抗てんかん薬		テグレトール	デパケン				
抗うつ薬	SSRI	ジェイゾロフト	パキシル	デプロメール			
	SNRI	ミルナシプラン					
	NaSSA	レメロン					
	三環系	トロプタノール	トフラニール	アナフラニール	アモキサン		
抗精神病薬	非定型	リスペリドン	エビリファイ				
	定型	ウィンタミン	ベゲタミン	ノバミン	レボトミン	セレネース	PZC
利尿薬		フルイトラン	ラシックス	アルダクトン			
降圧薬		アスラーン					
抗不整脈薬		アミオダロン					
タンパク分解酵素阻害薬		ナファタット					
骨粗鬆症薬		ラスカルトン					

コラム 電解質異常②

心不全と Na
～水の動き方で考えてみよう！～

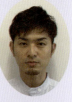

竹内真也(たけうちしんや)

長岡赤十字病院 ICU・CCU
（集中ケア認定看護師）

2008年 東海大学健康科学部看護学科を卒業後，長岡赤十字病院ICU・CCU入職
2017年 集中ケア認定看護師の資格を取得．日本救急医学会認定ICLSインストラクター
院内のRSTやRRS活動に奮闘中

心不全の病態生理

- 心臓は，水・塩分・電解質に大きく影響される臓器です．そのため心不全は，水や塩分の貯留の結果として生じる臓器のうっ血が主病態といえ，心臓が有効に血液を拍出できないことで，呼吸困難・倦怠感・浮腫が出現し，それにともない運動耐容能が低下した状態を意味します．
- 心不全の原因となる病態には，高血圧症や心筋梗塞，心筋症，弁膜症，不整脈，大動脈疾患，内分泌異常などさまざまあり，急なストレスなどで急激に心臓の動きが悪くなる「急性心不全」と，心不全の状態が慢性的に続く「慢性心不全」に分けられています．

急性心不全の初期対応

- 急性心不全治療の初期対応には，クリニカルシナリオ（CS）を用いた治療を行うことが勧められています　**表1**　[1][2]．CS1は肺水腫，CS2は全身的な体液貯留（溢水），CS3は心原性ショックを含む低心拍出・低灌流，CS4は急性冠症候群（ACS），CS5は右心機能不全に分けられます．安易に「心不全はうっ血だから利尿薬を投与する」のではなく，それぞれの病態生理をよく理解することで治療が開始されます．心不全の管理を行うときには，医師を含めた他職種と協働・協同し，病態をしっかり理解することが重要といえます．また最近では，明らかな症状や徴候が出る以前からの早期治療介入の有用性が確認されるようになってきています．

[1] 日本循環器学会："日本循環器学会/日本心不全学会合同ガイドライン　急性・慢性心不全診療ガイドライン（2017年改訂版）".
http://www.j-circ.or.jp/guideline/pdf/JCS2017_tsutsui_h.pdf （2018.11参照）

[2] Mebazaa A et al：Practical recommendations for prehospital and early in-hospital management of patients presenting with acute heart failure syndromes. Crit Care Med 36（1 Suppl）：S129-39, 2008

表1 クリニカルシナリオ　　　　　　　　　　　　　　　　　　（文献[1][2]を参照して作成）

分類	主病態	収縮期血圧	病態生理
CS 1	肺水腫	>140 mmHg	●充満圧上昇による急性発症　●血管性要因が関与　●全身性浮腫は軽度 ●体液量が正常または低下していることもある
CS 2	全身性浮腫	100～140 mmHg	●充満圧・静脈圧・肺動脈圧の慢性的な上昇によって，ゆっくりと発症 ●肝腎障害やその他の臓器障害，貧血，低アルブミン血症　●肺水腫は軽度
CS 3	低灌流	<100 mmHg	●発症様式は急性または緩徐　●全身性浮腫・肺水腫は軽度 ●低血圧・ショックの有無により2つの病型に分かれる
CS 4	急性冠症候群	—	●急性心不全の症状・徴候　●トロポニン単独の上昇ではCS 4に分類しない
CS 5	右心機能不全	—	●発症様式は急性または緩徐　●肺水腫なし　●右室機能障害 ●全身性の静脈うっ血徴候

表2 LVEFの評価による心不全の分類

定　義	記　号	LVEF	主病態	
LVEFが低下した心不全	HFrEF	40％未満	収縮不全	現在の多くの研究では，標準的心不全治療下でのLVEF低下例がHFrEFとして組み入れられている
LVEFが軽度低下した心不全	HFmrEF	40％以上 50％未満	境界型心不全	臨床的特徴や予後は研究が不十分であり，治療選択は個々の病態に応じて判断する
LVEFの保たれた心不全	HFpEF	50％以上	拡張不全	診断は心不全と同様の症状をきたす他疾患の除外が必要．有効な治療が十分には確立されていない
LVEFが改善した心不全	HFpEF improved または HFrecEF	40％以上	—	LVEFが40％未満であった患者が治療経過で改善した患者群．HFrEFとは予後が異なる可能性が示唆されているが，さらなる研究が必要である

HFrEF：heart failure with reduced ejection fraction
HFmrEF：heart failure with mid-range ejection fraction
HFpEF：heart failure with preserved ejection fraction
HFpEF improved：heart failure with preserved ejection fraction, improved
HFrecEF：heart failure with recovered EF

（文献 1 3 4 を参照して作成）

左室機能に着目した評価

- 2018年3月に発行された『急性・慢性心不全診療ガイドライン2017年改訂版』では，心不全の多くに左室機能障害が関与している症例が多いこと，そして臨床的にも左室機能によって治療や評価方法が変わってくることから，左室駆出率（LVEF）が低下した心不全（HFrEF）ならびにLVEFの保たれた心不全（HFpEF）に分類されました 表2 1 3 4．

- しかしながら，これらの分類も完璧なものではなく，三尖弁疾患や肺動脈性肺高血圧症にともなう純粋な右心不全の病態はHFpEFと分類されることになり，上記のHFpEFとは異なる病態であるため，注意が必要です．

- また，LVEFが軽度低下した心不全（HFmrEF）やLVEFが改善した心不全（HFpEF improvedまたはHFrecEF）についても，治療の選択は個々の病態に応じて判断され，またいまだ十分な知見が得られていないものも多く，さらなる研究が求められています．

- さらに心不全の場合は，弁膜症の有無を含めた心機能評価や血管内容量，貧血の有無，栄養状態も評価することが大事なポイントになります．心臓のポンプ機能の最終目標は，酸素を全身に供給することであり，さまざまなパラメータを総合的に評価する必要があります．

[3] Yancy CW et al：2013 ACCF/AHA guideline for the management of heart failure: a report of the American College of Cardiology Foundation/American Heart Association Task Force on practice guidelines. Circulation 128：e240-e327, 2013

[4] Ponikowski P et al：Authors/Task Force Members. 2016 ESC Guidelines for the diagnosis and treatment of acute and chronic heart failure: The Task Force for the diagnosis and treatment of acute and chronic heart failure of the European Society of Cardiology (ESC). Developed with the special contribution of the Heart Failure Association (HFA) of the ESC. Eur J Heart Fail 18：891-975, 2016

ナトリウムと高血圧

- 一方，ナトリウム（Na）は，水分を引きつける力が強い物質です．たとえば血管内にNaが過剰に入ると，それを薄めようと血管の外から水分が移動します（晶質浸透圧の上昇）．アルブミンも1gで20 mLの水分を引きつける力（膠質浸透圧）をもっていま

すが，Na のもつ晶質浸透圧のほうがはるかに水を引きつける力は強く，その差は約 200 倍にも及びます．
- Na によって浸透圧が上昇すると ADH（抗利尿ホルモン）の分泌が増え，口渇感が起こります．これによって水排泄の低下と水分摂取行動が増え，細胞外液はさらに増加することになり，血管内をめぐる血液量が増加し，血圧が上昇します．また，過剰になった水分を全身に送り出すために，心臓の拍出量も増加し，これも結果的に血圧を上昇させます．こういったことが慢性的に続くと高血圧症となり，過剰な循環血液量と心拍出量の増加によって心臓の負担も大きくなります．その結果として心不全をきたしてしまうことがあり，とくに日本人は塩分を多く含む食生活を送ってきた歴史があるため，高血圧症の方が多いともいわれています．

血清 Na 値の異常をみたら

- 血清 Na 値の異常をみとめたときは，細胞外液量の増減の判定を行います．問診で口渇・発熱・発汗・下痢・嘔吐の有無，糖尿病・腎疾患などの既往歴を確認し，身体所見として体重の変化，血圧，脈拍，皮膚・舌・口腔粘膜の乾燥の程度，皮膚ツルゴール，浮腫の有無などをチェックする必要があります．高 Na 血症となれば，血管外から水を引きつけすぎて，その結果，細胞内脱水をきたします．口渇や傾眠，昏睡，せん妄，興奮などの症状が起こり，さらに筋細胞も脱水となるため，筋けいれん，けいれん，腱反射亢進がみられるようになります．血清 Na 濃度が 160 mEq/L 以上では危険度が増加し，脳実質の縮小にともなう脳内出血などの危険性が生じます．高 Na 血症は，高浸透圧の状態であり，血清 Na に対して水分が不足していることを意味します．そのため，十分に水分を補う必要があります．
- 逆に低 Na 血症は，軽度であれば症状はほとんど現れませんが，130 mEq/L を下回ると，虚脱感や疲労感が現れ，さらに低下すると，頭痛や悪心，錯乱となります．110 mEq/L を下回るとけいれんや昏睡をひき起こし，死亡することもあります．低 Na 血症の場合は，体内の水分量が多くなり，Na が一見低下している場合と，もともと Na 摂取量が少なすぎることで起きている場合があります．また，血糖値が極端に上昇した場合も浸透圧が上昇し，血管内に水分を引きこんだ結果，希釈性の低 Na 血症になることもあります．
- このように Na は，水分を管理するうえで重要な電解質といえます．心不全の治療では，体内の水分の管理が重要な視点となり，その評価をきちんと行う必要があります．また，治療には，うっ血を改善するために利尿薬を使用することがありますが，ループ利尿薬は，急性心不全治療に汎用される薬の一つで，慢性心不全の症例でも長期投与されていることがあります．しかし，慢性心不全におけるループ利尿薬のエビデンスはほとんど存在せず，

ループ利尿薬を使用することによる低カリウム血症をはじめとした電解質異常を惹起することや，交感神経やレニン-アンジオテンシン-アルドステロン系を活性化することがあり，生命予後の悪化につながるとの研究結果も発表されています．そのため，患者の病状に合わせた治療アプローチが重要となります．

参考文献

1) 太田 樹 他：水ナトリウム代謝異常．日内会誌 104(5)：906-16，2015
2) 宮尾秀樹：すぐに役立つ輸液の知識．日臨麻会誌 30(7)：917-24，2010
3) Domanski M et al：Diuretic use, progressive heart failure, and death in patients in the Studies of left ventricular dysfunction (SOLVD). J Am Coll Cardiol 42：705-8，2003
4) Ahmed A et al：Heart failure, chronic diuretic use, and increase in mortality and hospitalization: an observational study using propensity score methods. Eur Heart J 27：1431-9，2006
5) Eshaghian S et al：Relation of loop diuretic dose to mortality in advanced heart failure. Am J Cardiol 97：1759-64，2006
6) Domanski M et al：Diuretic use, progressive 138 heart failure, and death in patients in the DIG study. J Card Fail 12：327-32，2006

低Na血症って意外と少なくない電解質異常症です．
「低Na血症は，Naが不足しているので，生理食塩水などで補充すればよい」と思いがちですが，低Na血症＝Naの不足だけではありません．
血清Naの濃度は，(Naの体内総量)/(体液量)なので，Naの体内総量が減少していて低Na血症になります．また，体液量が増加しても低Na血症になります．臨床で遭遇するケースは，体液量が増えていて低Na血症になっていることが多いですね．
低Na血症は，3つのパターンを覚えておきましょう．

1) 水・Na過剰型
水もNaもどちらも増えているものの，より水が増えているような状態（肝硬変，心不全，腎不全など）で，浮腫が生じている場合が多いです．対応は，水とNaの両者を制限して，利尿薬を投与するのが一般的です．

2) 水過剰型
Naの量は正常でも，水が増えれば低Na血症の状態になります（水中毒）．対応は，水分制限です．

3) Na欠乏型
この状態が本来のNa量が少なくなった低Na血症といえます．Naの喪失とともに水も喪失しているけれど，そのうちNaの喪失が優位となっているので，低Na血症になります．このNaは腎臓，消化管（下痢，嘔吐），いわゆるサードスペースへ喪失します．対応は，Naの補充です．

低Na血症は，病態の見きわめが大切です！

コラム　電解質異常③

不整脈とK
～K濃度異常による突然の心停止，致死的不整脈を回避するために～

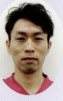

成瀬暁生（なるせあきお）

国立病院機構
高崎総合医療センター
救命センターICU
（集中ケア認定看護師）

2008年 看護師免許を取得．同年 公立富岡総合病院入職，HCU，ICU勤務を経て，2015年 高崎総合医療センターへ入職．ICU配属後，救命センターへ異動 2017年 集中ケア認定看護師資格を取得

仕事とプライベートは分けて取り組んだほうがパフォーマンスが上がると考えていますが，執筆作業の休憩中に子どもたちが持ってきてくれたリンゴを食べながら「この一口でカリウム量は……」と考えてしまい，「言うは易し行うは難し」だなと実感しました．

Kの生体内総量

- ふだん私たちが血液生化学検査結果で目にしているカリウム（K）値/Lは，体内に存在する総K量のごく一部にすぎません．
- Kはもっとも豊富な細胞内陽イオンですが，体内総K量のわずか2％程度だけが細胞外に存在しています[1]．残りの98％は細胞内に存在しますが，細胞内Kのほとんどは筋細胞内に含まれています．健常成人の体内総K量はおおよそ50～55 mEq/kg[2]とされており 50 mEq/kgとして考えても，体重60 kgの成人体内には 3,000 mEqのKがあることがわかります．

体液分布とK分布

- 生体における体液とは体内の水分量です．体重の約60％を占めており，40％が細胞内液，20％が細胞外液です．細胞外液20％のうち15％が組織液（細胞と細胞の隙間にある体液）であり，残りの5％が血漿（血管内にある体液）です．この割合に生体内のK分布を当てはめていくと，検査結果で目にしているK量は体内総K量のうち0.5％程度であることがわかります　図1　[3][4]．しかし，このほんのわずかなK値の変化が，患者の生命を左右する大きな問題となることがあります．

[1] 福島雅典 監：第12節内分泌疾患および代謝疾患．"メルクマニュアル第18版日本語版"．日経BP社，pp1312-8, 2006

[2] ポールL.マリノ著，稲田英一 監訳：カリウム．"ICUブック第4版"．メディカル・サイエンス・インターナショナル，pp549-61, 2015

[3] 四本竜一：体液・電解質反応．"イラストでわかるICUナースの生体侵襲ノート"尾野敏明 編．日総研出版，p103, 2015

[4] 坂本 大：高カリウム血症．"ICU実践ハンドブック 病態ごとの治療・管理の進め方"清水敬樹 編．羊土社，pp476-7, 2011

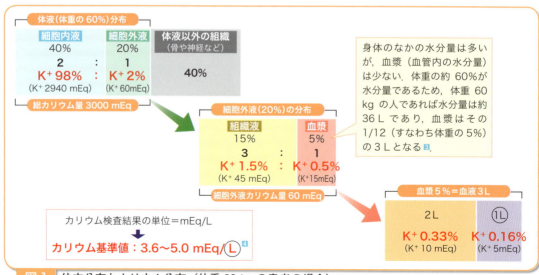

図1　体内分布とカリウム分布（体重60 kgの患者の場合）

Kが高いと，なぜ心電図変化や不整脈が起こるの？

- K濃度異常においてもっとも注意すべきは，高K血症による高度徐脈や心室細動，心停止です．高K血症は血清K値が5.5 mEq/Lを上回ること[1]であり，重度の高K血症は血清K値が6.5 mEq/Lよりも高いか，高K血症にともなう心電図変化 図2 が出現したときとされています[2]．K値と不整脈の出現頻度は一定ではなく，個人差があります．

- K濃度異常は，心臓，筋肉，神経などの興奮性細胞の活動に影響を与えることが知られています[5]．Kと不整脈の関係を理解するうえで，細胞膜電位格差とNa$^+$/K$^+$ ATPase（通称，Na/Kポンプ）についての理解を深めることが重要です．

[5] 池森敦子：電解質検査．レジデント 97：71-82, 2016

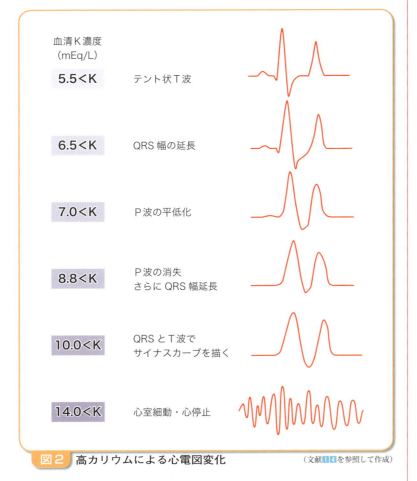

図2 高カリウムによる心電図変化

（文献[1][4]を参照して作成）

細胞膜電位格差とNa$^+$/K$^+$ ATPase（Na/Kポンプ）の働き

- 「細胞膜電位格差」とは，細胞膜に隔てられた細胞内がマイナス，細胞外がプラスになっている差をいいます．この電位格差を作っている主役がKです．Kは細胞内のおもな陽イオンであり，細胞外に多い陽イオンはNaです．この細胞膜電位格差は細胞膜に存

在する Na$^+$/K$^+$ ATPase（Na/K ポンプ）の働きにより作られています．Na$^+$/K$^+$ ATPase は ATP（アデノシン三リン酸）が3個つながっているリン酸の1つを手ばなし，ADP（アデノシン二リン酸）に分解されるときに生じるエネルギーを使って3分子の Na を細胞外へ，2分子の K を細胞内へ輸送しています．細胞外にプラスの電荷が1個分余計に出されることにより，細胞内がよりマイナスに帯電することに寄与しています[6]．

- Na$^+$/K$^+$ ATPase の働きにより，マイナスに帯電している興奮していない定常状態の細胞膜電位を静止膜電位といい，心筋細胞では約−90 mV です[6]．この状態を分極状態とよびます．
- 分極の状態から細胞が意図的に細胞内外のイオン濃度を変えることにより，脱分極（興奮）が起こり心筋が収縮します．

[6] 大谷 修：循環器心筋の興奮と収縮．"カラー図解 人体の正常構造と機能"坂井建雄 他編．日本医事新報社，pp108-13, 2012

K高値が細胞膜電位に与える影響

- 細胞膜には Na$^+$/K$^+$ ATPase のほかに，Na$^+$/Ca^{2+} exchanger，電位依存性 Na$^+$ チャネル，電位依存性 Ca^{2+} チャネルなど，イオンや水が出入りする入り口がいくつも存在します．それぞれの入口は電位や濃度に反応し，特定のイオンや水の出し入れを行っています．
- 高K血症により細胞外にKが増えると，細胞内外の電位の差が小さくなり静止膜電位が浅くなります．その結果，細胞膜電位は心筋の興奮伝導を司る電位依存 Na$^+$ チャネルの活性化閾値に近づき，わずかな刺激で活動電位が形成され，**期外収縮や不整脈の発生につながります**[7] 図3．重症な徐脈性不整脈患者が搬送された際には，高K血症の可能性を念頭に入れて，心電図の判読や救急処置を行う必要がある[8]ということがわかりますね．

[7] 小野克重：電解質異常をアセスメントする（ナトリウム・カリウム）．"重症患者に必要な輸液管理と体液ケア"岡本和文 他編．総合医学社，pp33-45, 2013

臨床知1

[8] 阿部芳久：第10回 心臓性急死研究会 徐脈性不整脈により救急搬送された高カリウム血症患者の検討．心臓 30：19-24, 1998
（エビデンスレベルV）

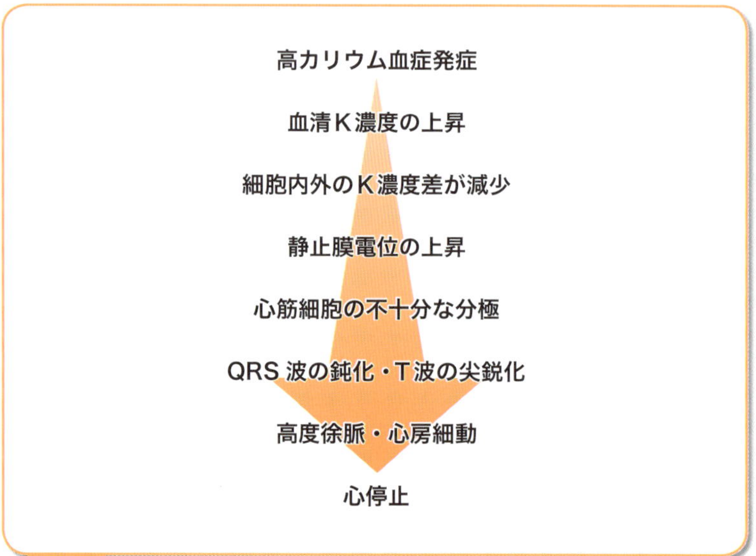

高カリウム血症発症
↓
血清K濃度の上昇
↓
細胞内外のK濃度差が減少
↓
静止膜電位の上昇
↓
心筋細胞の不十分な分極
↓
QRS波の鈍化・T波の尖鋭化
↓
高度徐脈・心房細動
↓
心停止

図3 高カリウム血症による不整脈出現のメカニズム
（文献[4]を参照して作成）

臨床知 1　K高値患者の心電図に気をつける

ICUに配属になったころ，医師から「K濃度の異常で細胞が働かなくなり，電気刺激がうまく出なくて筋肉の動きが止まる，Kは筋肉にとって毒なんだよ」と教わったことがあります．心筋の電気活動が変化するならば，心電図に変化が起きて当然だと心電図を注意してみるようになりました．血清K値が5 mEq/Lを上回るような患者を担当する際は，心電図上でテント状T波が出現していないか気をつけてみましょう．

ジギタリス中毒

- 最近ではあまり見かけませんが，心不全の治療薬として心収縮力を高めるためにハーフジゴキシン®などのジギタリス製剤を内服している患者もいます．ジギタリス製剤は，血中濃度治療域と中毒域の差が小さいために中毒症状をきたしやすい薬です．ジギタリス製剤の作用機序は，Na^+/K^+ ATPaseの働きを抑制して，その結果生じる細胞内のCa^{2+}濃度上昇により心収縮力を高めるというものです[9]．したがって，Na^+/K^+ ATPaseの働きを抑制するために，高K血症をひき起こす場合があります．

- ジギタリス中毒による高K血症の場合は，細胞内のCa^{2+}濃度が上昇しています．通常，高K血症で使用するグルコン酸カルシウム液（カルチコール®）を投与すると，Ca^{2+}濃度がさらに急激に上昇し，致死的不整脈を誘発するおそれがあるため，使用禁忌となります．

[9] 小野克重：心不全とジギタリス. medicina 46（8）：1336-9, 2009

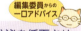

カリウムは，心臓を含む筋肉や神経活動に重要な役割をはたす電解質です．血清カリウム値が高値となった場合に致死性の不整脈を誘発する可能性については，看護師の必須知識ですが，他の症状として，下肢の筋力低下やしびれなどの症状が出現することも知っておきましょう．

一方，低カリウム血症にも目を向けておきましょう．低カリウム血症は，インスリン分泌を低下させ，耐糖能障害の原因となる可能性が示されています．また高血圧症などで利尿薬を服用している場合も低カリウム血症が生じ，それが耐糖能障害と強く関連しており，血清カリウム値の低下（許容範囲内）が糖尿病発症リスクを増加させることも示されています．

Ⅰ. 異常（変化）を見つける

敗血症の初期治療と評価基準となる検査値
～敗血症の評価って何をどう見ればいい？～

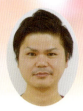

済生会熊本病院
ICU（集中ケア認定看護師）　井上 常彦（いのうえ　つねひこ）

エビデンス & 臨床知

エビデンス
- ☑ プロカルシトニンは重症細菌感染症で高値を示し，診療に用いることで抗菌薬投与期間を短縮することができる．
- ☑ 乳酸と敗血症による死亡率の上昇には相関関係がある．

臨床知
- ☑ 敗血症はまず疑うこと，そして意識レベル，呼吸，循環の3つの評価を行うことが治療の第一歩．
- ☑ 初回抗菌薬の投与は可能なかぎり迅速に行うことを目標にする．
- ☑ プロカルシトニンを敗血症診断に用いる場合は，「ICU」と「ICU以外」で対象患者を十分に考慮することが重要．
- ☑ 輸液反応性を評価する場合には，いくつかの静的，動的パラメータを活用し統合して行っていく．

はじめに

●敗血症は，1992年に初めて定義され，全身性の炎症や臓器障害と関連して，現在までに2度の定義と診断基準の変更が行われています[1][2]．2016年2月に発表された新しい敗血症の定義は，sepsis-3と銘打たれており，重症度は「敗血症」と「敗血症性ショック」の2つに分類されるようになりました．そこで，今回は敗血症と敗血症性ショックの病態理解と，検査値の特徴について解説していきます．

[1] Levy MM et al: 2001 SCCM/ESICM/ACCP/ATS/SIS International Sepsis Definitions Conference. Crit Care Med 31：1250-6, 2003

[2] Singer M et al: The Third International Consensus definitions for Sepsis and Septic Shock（Sepsis-3）. JAMA 315：801-10, 2016

どういう状態を敗血症性ショックっていうの？

敗血症と敗血症性ショックの定義は？

●敗血症と敗血症性ショックはSepsis-3のなかで定義と診断基準

著者プロフィール（井上常彦）
2008年 済生会熊本病院に入職．集中治療室に配属．2015年 日本DMAT隊員の資格取得．2017年に集中ケア認定看護師の資格取得．現在は，院内RST，RRSのメンバーの一員として院内の呼吸管理やケアの標準化，急変徴候の察知力向上を目標に活動を行っている

が定められています 表1 ．これは以前までの SIRS を元にした敗血症の定義と異なるものとなっています．以前の感染症＋SIRS の診断基準では，感染症による臓器障害の約 12.1 ％が見落とされる可能性があるという報告が挙げられています[3]．Sepsis-3 のなかでは，敗血症の進行を全身性炎症として評価をするのではなく，臓器障害の有無を重要視するようになっているといえます 図1 ．

- 敗血症性ショックは，敗血症のサブセットとあるように，敗血症のなかでも循環不全をともなう症例のことを示すようになりました．つまり，敗血症性ショックは「臓器障害＋循環不全をともなう重症症例」であり，一刻も早い治療が必要になります．また，循環不全をきたしていることから，血行動態の安定化を並行して行っていく必要があるといえます．

[3] Kaukonen KM et al：Systemic inflammatory response syndrome criteria in defining severe sepsis. N Engl J Med 372：1629-38, 2015

敗血症，敗血症性ショックの診断は？

- Sepsis-3 のなかで，SOFA スコア 表2 による合計点数が 2 点以上変化した場合に敗血症と診断するとされています．SOFA スコアとは呼吸，意識レベル，平均血圧，肝機能，腎機能，凝固能の 6 項目をスコアリングして多臓器不全の評価を行うツールです．
- 敗血症性ショックでは定義のなか（表 1）にある"循環や細胞機

表1　Sepsis-3 における敗血症と敗血症性ショックの定義と診断基準

病態の分類	定　義	診断基準
敗血症（sepsis）	感染に対する制御不十分な生体反応に起因する，生命に危機を及ぼす臓器障害	感染症（疑い含む）により，SOFA スコアの合計点が 2 点以上の上昇をみとめる場合
敗血症性ショック（septic shock）	敗血症のサブセットで，循環や細胞機能，代謝の異常により死亡率を増加させるにたる状態	適切な輸液負荷にもかかわらず平均血圧が 65 mmHg 以上を維持するのに昇圧薬が必要．かつ，血中乳酸値が 2 mmol/L を超えた状態

（文献[4]を参考にして筆者作成）

[4] 西田　修 他：日本版敗血症診療ガイドライン 2016. 日集中医誌 24(Suppl 2), 2017

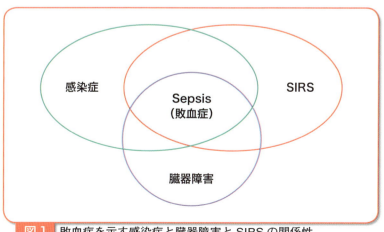

図1　敗血症を示す感染症と臓器障害と SIRS の関係性
（文献[4]より引用）

表2　SOFA スコア

スコア	0	1	2	3	4
意識 Grasgow Coma Scale	15	13〜14	10〜12	6〜9	<6
呼吸 PaO_2/FiO_2（mmHg）	≧400	<400	<300	<200 および呼吸補助	<100 および呼吸補助
循環	平均血圧 ≧70 mmHg	平均血圧 <70 mmHg	ドパミン>5 μg/kg/分 あるいはドブタミンの併用	ドパミン5〜15 μg/kg/分あるいはノルアドレナリン≦0.1 μg/kg/分あるいはアドレナリン≦0.1 μg/kg/分	ドパミン>15 μg/kg/分あるいはノルアドレナリン>0.1 μg/kg/分あるいはアドレナリン>0.1 μg/kg/分
肝 血漿ビリルビン値（mg/dL）	<1.2	1.2〜1.9	2.0〜5.9	6.0〜11.9	≧12.0
腎 血漿クレアチニン値 尿量（mL/日）	<1.2	1.2〜1.9	2.0〜3.4	3.5〜4.9 <500	≧5.0 <200
凝固 血小板（$\times 10^3/\mu L$）	≧150	<150	<100	<50	<20

（文献4より引用）

能，代謝の異常"という状態を，平均血圧と血中乳酸値という具体的な数値で示し診断基準としています．また，"適切な輸液負荷にもかかわらず"とあるように，ショックかどうかは輸液による評価を行い，患者の反応を見きわめることも重要です．

- Sepsis-3 のなかでは，ICU 患者とそれ以外（院外，ER，一般病棟）で敗血症の診断基準を区別するようになりました．敗血症の治療において早期の発見と，治療介入が非常に重要だということは広く知られています．
- 一刻も早く敗血症の発見ができるように，ICU 以外の場所で敗血症をスクリーニングするためのツールとして，quick-SOFA（q-SOFA）表3 が提案されています[4]．これは，ICU 以外の場所でも敗血症を疑い，感染症による臓器障害の進展を早期に発見し阻止することを目的としています．そのため q-SOFA で敗血症の疑いがあれば，次は SOFA スコアで再度スコアリングを行うことで敗血症の確定診断をするという流れになります．

表3　q-SOFA（quick-SOFA）の基準

- 意識変容
- 呼吸回数≧22/分
- 収縮期血圧≦100 mmHg

上記の基準の内2項目以上を満たす場合に敗血症を疑い，集中治療管理を考慮する．ただし，敗血症の確定診断は，合計 SOFA スコアの2点以上の急上昇をみとめる場合とする．

（文献4より引用）

臨床知1 疑う姿勢と積極的な評価を

敗血症の治療はまず疑うことから始まります．診断のためのSOFAスコア，もしくはq-SOFAスコアで共通していえることは，意識レベル，呼吸，循環をまずは評価するということです．SOFAスコアにおける，肝，腎，凝固については血液検査を行わないと判断できませんが，意識レベル，呼吸，循環は臨床現場で迅速に判断することができる項目です．怪しいと感じたら積極的にスコアリングを行い，敗血症が潜んでいないかどうか評価していくことが，敗血症治療の早期介入につながる第一歩だと思います．

敗血症性ショックの治療と確認すべき検査値

- 皆さんは目の前で患者が卒倒すれば，急いで意識レベルの確認と気道確保を行い，呼吸と循環が維持できているかの確認をすると思います．致死性不整脈ならば指示を受けずともすぐに除細動の準備をすると思います．では敗血症性ショックが原因で生命の危機に陥っている患者を前にしたときに，何を指標にしてどのような行動をとりますか？　致死性不整脈と同じように，医師の指示を待ってから行動するとなると手遅れになるかもしれません．ここでは，敗血症の治療と検査値による評価について考えます．

- 敗血症性ショックとは「感染をともなう臓器障害＋循環不全をきたした状態」です．そのため，臓器障害と循環不全のそれぞれに対し対応していかなければなりません．ただちに行うこととして，①早期の菌の同定と抗菌薬投与，②破綻した血行動態を安定させるための輸液投与が必要になります　図2．

早期の抗菌薬投与を行うために

- 敗血症治療において早期の抗菌薬投与と，耐性菌を予防するためのde-escalation①は非常に重要になります．そのために原因菌の同定は必然であり，抗菌薬投与前に必ず血液培養の摂取を行っていると思います．しかし，血行動態が不安定な患者に対し，培養の結果が出るのを待ってから抗菌薬を投与していては手遅れになります．

① de-escalation：
広域なスペクトラムの抗菌薬から狭域なスペクトラムの抗菌薬に変更すること．

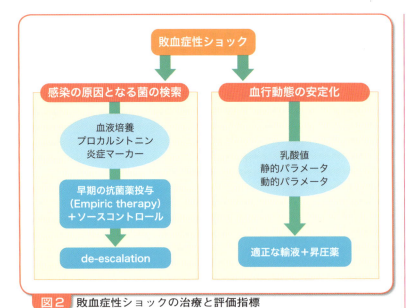

図2 敗血症性ショックの治療と評価指標

臨床知 2　初回抗菌薬の投与は迅速に

初回の抗菌薬投与時間については，敗血症の診断から1時間以内に投与することが推奨されています[4]．しかし，敗血症における抗菌薬投与の時間に関しては，無作為化試験が困難であり，その推奨時間が適切かどうかを決める根拠は乏しいとされています．一方で，抗菌薬をすみやかに投与することが患者に有用なことであるということは，理論的に受け入れやすいものでもあります．Kumarらの後ろ向きコホート研究では，敗血症性ショックの患者に対し，初回抗菌薬投与が1時間遅れることで死亡率が7.6％増加するといった報告もみられています[5]．

これらより，敗血症を疑った時点で，可能なかぎり早く抗菌薬を投与するということを念頭に治療に取りかかることが重要だと考えます．

[5] Kumar A et al：Duration of hypotension before initiation of effective antimicrobial therapy is the critical determinant of survival in human septic shock. Crit Care Med 34：1589-96, 2006

- 初回の抗菌薬はEmpiric therapy[2]による広域スペクトラムの抗菌薬の投与が行われます．Empiric therapyでは患者の身体所見，既往，グラム染色結果などから抗菌薬の選択をします．そのときに抗菌薬を選択する補助としてプロカルシトニンやCRPなどの炎症性マーカーの検査値の変化をみることで，統合して適性抗菌薬の選択を行います．では，それぞれの検査値にどのような特徴があるか考えていきます．

[2] Empiric therapy：
原因菌が判明するまでの間に，感染部位，症状などにより想定される菌を広くカバーできるような比較的広域なスペクトラムの抗菌薬を使用すること．

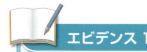

プロカルシトニン

エビデンス 1

プロカルシトニンの有用性

プロカルシトニンはタンパク質の一種で，正常ではカルシトニンの前駆体として甲状腺で合成されます．カルシトニンはカルシウム代謝を調整する甲状腺ホルモンの一種として血液中に存在しています．その一方でプロカルシトニンは健常の人の血液では 0.05 ng/mL 以下であり，ほとんど血液中に分泌されていません．しかし，重症細菌感染症の患者ではプロカルシトニンが高値を示すことや[6]，プロカルシトニンを診療に用いることで抗菌薬使用期間の短縮につながるという報告があり[7]，細菌感染症の指標として取り上げられるようになりました．

[6] 高城一郎 他：細菌感染症診断とプロカルシトニン．臨床病理 58：517-22, 2010

[7] Prkno A et al：Procalcitonin-guided therapy in intensive care unit patients with severe sepsis and septic shock；a systematic review and metaanalysis.Crit Care 17（6）：R291, 2013

臨床知 3

プロカルシトニン評価の注意点

『日本版敗血症診療ガイドライン2016』（以下 J-SSCG2016）のなかでは，敗血症診断のバイオマーカーとしてプロカルシトニンを評価することが提案されています．

- 表4 にプロカルシトニンの測定と血液培養の違いについて示しています．その目的や特徴の違いを理解しておくことが重要です．特徴として，プロカルシトニンは抗菌薬を早く投与するための補助診断のツールであり，血液培養は抗菌薬を適正に選択するための確定診断ができるという違いがあります．プロカルシトニンの利点として，即座に細菌感染かどうかということを予測することが可能であり，検査値の変化によって治療効果のモニタリングにも活用できると思われます．しかし，あくまでも補助診断であり，細菌感染を確定するものではなく，原因菌の同定ができないことについては注意が必要です．
- 一方で血液培養では，原因菌の同定ができることで de-escalation による狭域の適正抗菌薬の選択や，薬剤耐性菌かどうかの判断ができます．プロカルシトニンの測定は早期に少しでも適切な治療を開始するための診断ツールの一つとして考えていくことが重要です．

表4 プロカルシトニンと血液培養の特徴と目的の違い

	プロカルシトニン		血液培養
目的	●細菌性敗血症の補助診断	目的	●原因菌の同定 ●感染による敗血症の診断
特徴	●時間をかけずに細菌感染か判断する指標になる ●治療効果のモニタリングができる ●原因菌自体の同定はできない	特徴	●適正抗菌薬の選択ができる ●薬剤耐性菌かどうかの判断ができる ●最終結果がでるまで時間がかかる

↓

- ●抗菌薬の早期投与の決定指標
- ●治療効果のモニタリングツール

↓

- ●適正抗菌薬の選択
- ●de-escalation の判断

CRP（C反応性タンパク）の立ち位置

- 以前の感染症＋SIRS による Sepsis-2 の定義[1]では，敗血症を疑う所見として「炎症所見」の項目指標として白血球数の増減や CRP の上昇が示されていました．しかし前述しているように，Sepsis-3 では炎症所見でなく，臓器障害の有無が定義づけられています．そのため，炎症性マーカーとしてのこれらの値の上昇は敗血症の診断基準から除外されています．

- CRP が上昇する急性期応答は非特異的です．そのため，CRP は感染以外での種々の炎症性疾患や手術，外傷などのストレスでも上昇をみとめます．また，CRP は肝臓由来のタンパクであり，肝機能が悪い患者では CRP の上昇をみとめないこともあります．そのため，CRP の値を単独で用いて敗血症を判断することはできません．一方で，疾患による炎症の有無を裏づける証拠として活用でき，疾患活動性や炎症組織の程度を反映することはできるといえます．補助的な役割として治療効果とともに生体の炎症反応の推移を認知するといった意味では，敗血症治療の効果判定に有用なツールの一つであると考えます．

Hour-1 Bundle

- 敗血症治療において遵守すべきものとして，ガイドラインのほかにバンドルがあります．Surviving Sepsis Campaign（以下 SSC）は，2018 年 6 月にそれまで使用されていた敗血症管理バンドルのアップデートを行い，1 時間バンドルとして新たなバンドルを発表しました．この新しいバンドルは，今までの 3 時間バンドルと 6 時間バンドルの 7 つのステップをまとめて 5 つのステップ 表5 とし，それらを 1 時間以内で介入完了することを目標に

表5　Hour-1 Bundle の5ステップ

1	乳酸値を測定する．最初の乳酸値＞2 mmol/L の場合は，2〜4 時間以内に再測定し，乳酸値を正常にするように循環動態の安定化につとめる
2	抗菌薬の投与前に血液培養を採取する
3	広域抗菌薬を投与する
4	低血圧（平均血圧＜65 mmHg）または乳酸≧4 mmol/L の場合には 30 mL/kg の晶質液を急速に投与する．このボーラスは3時間以内に完了する
5	患者が輸液中または輸液後も低血圧の場合には，平均血圧が≧65 mmHg に維持されるように昇圧薬を使用する

これらの5つのステップを1時間以内に完了することを推奨している．

（文献 [8] を参考に筆者翻訳し作成）

しています．また介入開始の時間は緊急トリアージの時間として定義されています．ER であれば患者の ER 入室時間であり，ICU を含む ER 以外の部署の場合は，患者が敗血症性ショックの要素と一致すると判断された時になります[8]．

● これを適切に実行することで，SSC は敗血症のアウトカムが改善されることを期待するとしています．今までの可及的すみやかにという表現から，よりタイトな時間と行うべきステップが示されており，敗血症の初期介入における医療チームとしての連携が重要になってくると考えます．

[8] Levy MM et al：The Surviving Sepsis Campaign Bundle：2018 Update. Crit Care Med 46(6)：997-1000, 2018

血行動態の安定化を図るために

輸液反応性

● 表1に示したとおり敗血症性ショックでは，平均血圧と血中乳酸値に異常があれば，血行動態が破綻していると判断することができ，輸液負荷もしくは昇圧薬の投与を検討することになります．

● 敗血症性ショックでは，末梢の脈管系が拡張することで末梢血管抵抗が低下し，血圧コントロールが困難になります．その状況下で平均血圧がある一定以下になると，血管床にある血圧の自動調節機能が破綻し，組織灌流圧が維持できなくなっていきます．J-SSCG2016 では，敗血症性ショック時の治療に際して平均血圧を 65 mmHg 以上に維持することを推奨しています．そのために，敗血症性ショック時では輸液負荷を行い，その反応がどうかを評価する必要があります．いわゆる輸液反応性とよばれる概念です．

臨床知4　輸液反応性は複数のモニタリングで評価する

輸液反応性を評価するためには，晶質液 500 mL を 10〜15 分で急速投与し，その反応をみます．輸液負荷を行ったことで，一回拍出量，心拍出量が 10〜

15％上昇すれば輸液反応性ありと判断します[9]．これらの静的パラメータの改善だけでなく，一回拍出量の呼吸性変動（SVV）や，脈圧の呼吸性変動（PVV）といった動的パラメータに変化はないか確認し，統合して血行動態の安定化ができたかどうかを評価していきます．

J-SSCG2016では，これらのパラメータの値を単独でなく，複数のモニタリングを組み合わせて輸液反応性を評価することを推奨するとしています．

[9] 多田羅恒雄：侵襲時輸液の生理学―知っておきたい体液動態. INTENSIVIST 9(2)：259-71, 2017

乳酸

エビデンス2

乳酸値の評価の有用性

ストレス下にない患者の血中乳酸濃度は1～1.5 mmol/Lです．乳酸は，組織への酸素供給が不十分な条件下で産生するグルコースの代謝産物として知られています．つまり，乳酸値の上昇は循環不全の徴候であり，治療効果や，病態の進行状況のモニタリングをすることができる検査値といえます．また，乳酸と敗血症による死亡率の上昇には相関関係があるということが知られています[10]．J-SSCG2016においても，敗血症の初期蘇生の指標に乳酸値を用いた経時的な評価を行うことが推奨されています．

[10] Mikkelsen ME et al：Serum lactate is associated with mortality in severe sepsis independent of organ failure and shock. Crit Care Med 37：1670-7, 2009

- 上記より，乳酸の測定はショックの患者をみるときには，ほぼ必須の検査となります．特徴として動脈血で測定しても，静脈血で測定しても変化はないので，動脈圧ラインが挿入されていない一般病棟の患者でもすぐに測定し評価することができる利便性のよい検査値の一つといえます．
- ここで気をつけておきたいことは，末梢血管抵抗の維持を目的とした血管収縮薬の投与によって，臓器虚血をきたす可能性があることを念頭においておかなければならないということです．血行動態が安定してきたにもかかわらず乳酸値の改善がない，もしくは値が上昇し続ける場合には，他の原因はないか疑うことも重要です．

おわりに

- 今までに敗血症の定義や治療が変更されてきたことからも，これをすれば敗血症の治療は大丈夫というゴールドスタンダードはな

いのだと思っています．そのため，敗血症治療の評価において，評価指標の一つ一つを統合的にアセスメントしていくことが重要です．そしてもっともよいとされているガイドライン，バンドルを実践していくことが求められると思います．これは，敗血症という疾患が一筋縄ではいかない厄介な病気であるということを表しているのだと思います．評価指標といわれている値が，敗血症の病態のなかで何を示すものなのかを理解しておくことが，治療戦略のなかで大事になってくるのだと思います．

参考文献

1）増山智之 他：輸液必要性と輸液反応性―その考え方と指標について．INTENSIVIST 9(2)：311-26，2017
2）田中竜馬："Dr.竜馬のやさしくわかる集中治療 循環・呼吸編"．羊土社，2016
3）蓑田誠治：免疫血清検査プロカルシトニン．臨床検査 59(11)：1236-40，2015
4）志馬伸朗：プロカルシトニンなど新規感染症マーカー――ICUにおける重症感染病態への有用性．生体の科学 67(5)：436-7，2016
5）櫻本秀明：敗血症性ショックにおける輸液管理とケア～病態から管理をシンプルにする～．重症集中ケア 6(4)：747-54，2017

敗血症の死亡率は，診療ガイドラインの登場によって減少傾向にあるものの，依然として高い状況にあります．
敗血症患者は，局所感染から全身感染症を発症し，複雑な免疫反応をひき起こし，生命に直結する重篤な状態に陥ることが少なくありません．
しかし，敗血症は初期段階では識別が困難なことが多く，発見が遅くなることもあります．その結果，効果的な全身管理や抗菌薬治療が開始されなかったりすると，敗血症性ショックへと病態が急速に進展悪化しかねません．
したがって，とにもかくにも早期発見と診断，早期治療が非常に重要です．
感染症の患者，感染を起こすかもしれないを患者を看護しているなら，いつでも敗血症を疑う姿勢が大切ですね．

I. 異常（変化）を見つける

感染症を疑う検査値
～細菌症は好中球の左方移動もみよう～

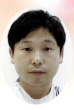

東海大学医学部付属病院
ICU 7B病棟（集中ケア認定看護師） 池田 優太（いけだ ゆうた）

エビデンス & 臨床知

エビデンス
- ☑ 血液培養採取のタイミングは，敗血症，敗血症性ショックの患者に対しては，抗菌薬投与前に行う．
- ☑ 敗血症や敗血症性ショックに対しては，有効な抗菌薬を1時間以内に投与する必要がある．

臨床知
- ☑ 感染を疑う指標の一つとしてCRPがあるが，ピーク値は48時間以降であり，リアルタイムな感染の評価には向かない．
- ☑ 細菌感染症の重症度や経過を判断するうえでは，左方移動について考える必要がある．
- ☑ 血液培養採取から抗菌薬投与まで1時間以内で行うためには，医師，看護師，薬剤師などの多職種での連携が必要である．

はじめに

●感染症を疑うときは，皆さんはどの検査値をみますか？　まずは，感染症を疑うときに発熱や身体所見だけでなく，検査値をみることが重要です．感染症の検査値として，「白血球数が低いから感染症は改善した」「CRPは低いから大丈夫」と思うことはないですか？　細菌感染症に対して，白血球やCRP（C反応性タンパク）だけでなく，好中球による左方移動を確認することで，感染症の重症度や経過を判断することができます．

CRPのピーク値は48時間以降

基準値：0.00～0.14

著者プロフィール（池田優太）
2010年 神奈川県立平塚看護専門学校卒業，同年東海大学医学部付属病院に入職し，7B ICU勤務
2015年 3学会認定呼吸療法認定士取得，2017年 集中ケア認定看護師取得
ICUでは，RST，早期リハビリテーションチーム，せん妄ケアチームに所属している
2018年4月よりICU内でせん妄ケアチームを立ち上げ，鎮痛鎮静管理，療養環境調整，データ収集，身体抑制についてなどチームメンバーと一緒に考え，より良い看護を目指しています．先日，せん妄症状のある患者さんを久々に受け持たせて頂きました．その際，改めてせん妄ケアの重要性を再認識するとともに，看護の楽しさを実感しました．

- 感染というとCRPをみることはないですか．CRPとは感染症や組織の壊死，悪性腫瘍などの侵襲によって炎症性サイトカインが血液を介して運ばれ，肝臓で合成される急性期タンパクです．**CRPは感染や炎症でも高値となりますが，ピーク値まで48～72時間かかります．そのため，感染の初期ではCRPは上昇しないため，リアルタイムな感染の評価には向きません**🔍．　　　　　　　　　　　　　　　臨床知1

臨床知1　CRPのピークは48時間以降

感染の初期ではCRPは上昇せず，ピークまで48時間以上要することになります．また，炎症が軽快しても半減期は19時間を要します．そのため，CRPは実際の患者の感染状態をリアルタイムに反映せず，タイムラグが生じてしまいます．CRPの値により感染を判断するのではなく，発熱や倦怠感，悪寒，戦慄，低血圧，頻呼吸などの身体症状も注意深く観察していく必要があります．CRPは細菌感染症以外にも手術，外傷，心筋梗塞などの組織の傷害や壊死やさらには，悪性症候群，激しい運動などでも上昇します．CRPの上昇にはタイムラグがあることを念頭におき，患者の病態をとらえていく必要があります．

白血球の分画

- 白血球が増加した場合に，まず初めに細菌感染症，炎症性の疾患があるかを考えます．
- 白血球は骨髄において造血因子が作用し，幹細胞から分化していきます．顆粒球系は好中球，好酸球，好塩基球，単球に分かれます．好中球はさらに桿状核球と分葉核球に分けて測定されます（基準値は 表1 参照）．
- たとえば発熱があって好中球増加症なら細菌感染症を疑い，リン

表1　白血球分画の基準値

項　目	基準値（％）
好中球 neutrophil	40.0～70.0
桿状核球 stab（band）	10.0以下
分葉核球 segmented	30.0～60.0
リンパ球 lymphocyte	20.0～50.0
単球 monocyte	3.0～11.0
好酸球 eosinophil	5.0以下
好塩基球 basophil	2.0以下

表2 白血球増加をきたす疾患・病態

好中球増加症
(1) 感染症：細菌感染症
(2) 炎症性疾患：急性心筋梗塞，多臓器の梗塞，急性虫垂炎，自己免疫疾患（リウマチ熱，血管炎症候群）など
(3) 悪性腫瘍：とくにCSF産生腫瘍の際に著明
(4) 血液疾患：慢性骨髄性白血病その他の骨髄増殖性腫瘍
(5) その他：副腎皮質ステロイド投与時，薬物中毒，ストレス

リンパ球増加症
(1) 感染症：ウイルス感染症，百日咳
(2) 血液疾患：慢性リンパ性白血病，マクログロブリン血症

単球増加症
(1) 感染症：とくに結核，亜急性細菌性心内膜炎などの亜急性感染症
(2) 無顆粒球症や抗腫瘍化学療法後の白血球回復期
(3) 慢性骨髄単球性白血病

好酸球増加症
(1) アレルギー疾患：気管支喘息，アトピー性皮膚炎，花粉症など
(2) 寄生虫感染
(3) 造血器腫瘍：慢性骨髄性白血病，好酸球性白血病
(4) 好酸球増加症候群（hypereosinophilic syndrome：HES）

好塩基球増加症
(1) 造血器腫瘍：慢性骨髄性白血病，真性赤血球増加症
(2) アレルギー疾患

（文献1より引用）

> **編集委員からの一口アドバイス**
>
> 生体の中で，細菌に対しては白血球の中の好中球が主体となって防御し，ウイルスに対してはおもにリンパ球（とくに細胞傷害性Tリンパ球）が防御しています．血液検査を行って，白血球が高値となった場合，それは一般的に好中球の上昇を意味していることが多いと思います．つまり，好中球が細菌と戦うために増殖しているわけです．したがって，細菌による感染症の可能性が高いという解釈になります．
> 臨床現場では検査結果について，白血球の分画を確認して「好中球が優位なのか，リンパ球が優位なのか」を確認することで，細菌かウイルスのいずれの感染症かを推察することが可能です．

パ球増加症ならウイルス感染症を考えましょう（白血球増加をきたす疾患・病態は 表2 参照）[1]．

[1] 日本臨床検査医学会ガイドライン作成委員会 編：" 臨床検査のガイドライン JSLM2015". 日本臨床検査医学会, p34, 2015

好中球の体内動態

- 骨髄は血液幹細胞から分化し，好中球は骨髄芽球，前骨髄球，骨髄球，後骨髄球，桿状核球，分葉核球へと成熟します 図1．
- 骨髄芽球が分葉核球として末梢血に移行するまで約7〜14日を要します．身体に細菌感染巣などの異物がある場合は，好中球は血管外へ移動した後，サイトカインなどの炎症物質をめがけ，細菌を貪食していきます．細菌感染症で白血球数がすぐに増加する場合は，感染源に対処できているため，細菌量が少ないことが考

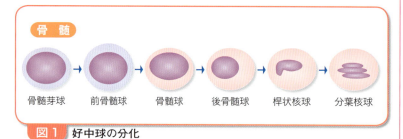

図1 好中球の分化

えられます．しかし，細菌感染症の重症例では白血球数は減少します．検査値は基準値からの増減や一時点で考えるのではなく，**経時的な白血球数・好中球数の動きによる左方移動から感染症の重症度や経過を考えていきましょう**．

臨床知2

臨床知 2 左方移動を確認しよう

感染症の経過や程度を検査値で考えるときに，白血球数やCRPのみだけで判断することはないですか．正常の好中球は末梢血中では，成熟好中球である分葉核球が主体となります．しかし，重症感染症では好中球の左方移動が生じます．左方移動（正確には核の左方移動）とは，桿状核球が15％以上になることです 図2 ．これは体内での好中球の消費量が増大し，骨髄からの供給が盛んであることを示します．左方移動の有無や程度により，感染症の重症度や経過を考えていくことができます．

細菌感染症の経過と左方移動

● 細菌感染症の経過として感染初期は，好中球のおもに分葉核球が血中から細菌感染巣に移行するため，好中球数は減少します．こ

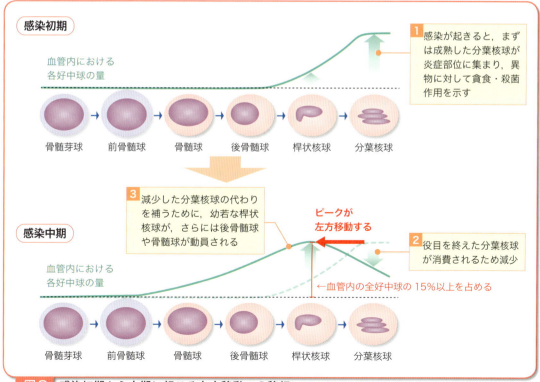

図2 感染初期から中期に起こる左方移動への移行

- の時点では左方移動は生じません．発症後，骨髄プールからの好中球の供給増加まで12～24時間かかるため，重症細菌感染症では白血球数が1,000/μL以下になることもあります．
- 感染中期では，骨髄プールから血中への好中球の供給が増加し，分葉核球は少なくなります．成熟していない幼若好中球も血中に供給され，桿状核球が15％以上となり左方移動が生じます．
- 重症感染症では，より多くの幼若好中球を供給するため左方移動は著明になります．その後，血中の好中球の供給量が消費量を上まわれば，白血球数・好中球数が上昇し，細菌感染巣に対処できていると判断できます．血中の白血球数は，細菌感染巣における好中球の需要状態を示しています．そのため，白血球数と左方移動の組み合わせで，細菌感染症の重症度や経過を推測することができます．
- 好中球の消費が通常に戻り，桿状核球が15％以下になると，高値であった白血球数が徐々に減少します．これは，好中球が対処すべき細菌が死滅したことを意味し，細菌感染症が治癒したと考えることができます．ただし，感染性心内膜炎や細菌性髄膜炎，膿瘍などの感染症の場合は，血中の好中球の消費が著しくないため，左方移動を示さないことがあります．

感染が疑われたら

- 感染が疑われる場合は，多くは白血球の異常をきたしますが，白血球だけでは感染症と診断できません．血液検査データや身体症状，バイタルサインだけでなく，血液培養，喀痰培養などの検体を採取し，原因菌の判断や治療につなげていく必要があります．

そもそも感染症とは

- 感染とは，細菌・真菌・原虫，ウイルスなどの微生物が体内へ侵入し，臓器や組織で増殖することをいいます．感染症とは，大気，水，土壌，動物（人を含む）などの環境の中にある病原性の微生物，細菌・真菌，ウイルスが人の体内に侵入することでひき起こされる疾患です．感染症により組織破壊が起こり，明らかな症状が出現した場合を顕性感染といいます．感染が成立していても組織破壊が限定され，臨床的に症状がない場合を不顕性感染といいます．ちなみに，敗血症とは，生命を脅かす感染に対する過剰な生体反応で，感染症により組織傷害，臓器障害が起こっている状態です．

血液培養のタイミング

- 感染症が疑われた場合，組織，器官，臓器の感染であるのか，どの微生物が原因となっているのかを考え，原因菌に対する抗菌薬

を選択します．広域スペクトル①の抗菌薬を用いると菌交代現象が生じるため，なるべく抗菌スペクトルの狭い薬剤を投与します．ただし，抗菌スペクトルの狭い薬剤を投与することにより，スペクトルの範囲外の細菌が増殖する可能性があるため，重症感染症などの全身状態不良の患者は，広域スペクトルの抗菌薬を選択します．抗菌薬投与後に，検体の培養結果から原因菌が判明したら，感受性などを考慮し，もっとも狭域スペクトルの抗菌薬を選択していきます．

① スペクトルとは，抗菌薬が効果を発揮する微生物の種類や範囲，その効果などの強さなどを表す言葉である．多くの微生物に対して効果がある抗菌薬を「広域スペクトル」という．

- 培養結果に基づいて de-escalation ② を行います．de-escalation により，耐性菌を誘導する可能性がある広域抗菌薬の曝露を減少させ，医療コストの削減も期待できます．de-escalation を妨げる要因の一つとして，判断材料となる適切な培養検体を採取していないことがあるため，**抗菌薬投与前の培養検体採取は必須**です．初期治療時，投与後に培養しても菌が検出されないことが多いため，抗菌薬を投与する前に感染源と疑われる部位の培養を採取します２．

② de-escalation とは，経験的に投与された広域抗菌薬を培養結果に基づいて狭域の抗菌薬に変更や中止をすること．

🔍 エビデンス1

抗菌薬投与は1時間以内

- 原因菌を同定するまでの間に，**いち早く効果的な抗菌薬投与を行うため，広域スペクトルの抗菌薬を投与することが一般的となっています**．

🔍 エビデンス2

エビデンス1

抗菌薬投与前に血液培養採取

『日本版敗血症診療ガイドライン』において，血液培養採取のタイミングは，敗血症，敗血症性ショックの患者に対しては，抗菌薬投与前に血液培養を採取する（エキスパートコンセンサス）とされています３．菌血症を疑う発熱，悪寒，低血圧，頻呼吸の出現や意識障害，代謝性アシドーシス，呼吸不全，急性腎不全，急性肝不全などがみられたら敗血症を疑い，積極的に血液培養をしましょう．検査培養の目的は，病巣から感染の原因菌を分離し，菌名を同定することです．血液培養は細菌感染症，とくに重症感染症を疑った際にもっとも重要な検査です．

血液は本来無菌のため，血液培養が陽性の場合は血流感染症と診断できます．しかし，採血の際に皮膚の常在菌によるコンタミネーション③がないように穿刺前に十分消毒を行う必要があります．血液培養はコンタミネーションの判断と，検査感度を上げるという2つの理由から，2セット以上採取する必要があります．

③ 西田 修 他：日本版敗血症診療ガイドライン2016．日集中医誌24(Suppl2), 2017

③ コンタミネーションとは，患者の血液中にない皮膚などの表在細菌や環境菌が培養に混入してしまうこと．

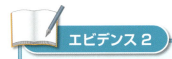

エビデンス2

抗菌薬投与まで1時間以内

『日本版敗血症診療ガイドライン』において，敗血症や敗血症性ショックに対しては，有効な抗菌薬を1時間以内に投与する必要がある（エキスパートコンセンサス）とされています[3]．

これは抗菌薬の投与を1時間以内で行うことで死亡リスクが減少する可能性があるためです．敗血症において，抗菌薬の投与は原疾患における根本的治療となるため，敗血症の疑い治療が開始されてから，1時間以内に投与することは重要です．

臨床知3 抗菌薬投与1時間以内には多職種の連携が必要

重症感染症で入院してきた患者では，菌血症・敗血症ショックにより病態が悪く，人工呼吸器管理や中心静脈カテーテルの挿入，カテコラミンの投与などさまざまな医療処置が重なることがあります．また，医師の指示も多く，そのなかで培養検査や抗菌薬投与を行い，忙しい状況です．医師，看護師，薬剤師などの多職種で抗菌薬投与までを1時間以内に実施できるように意識し，連携していくことが重要です．

おわりに

- 感染症における検査値として，白血球やCRPだけでなく，好中球の左方移動の経時的な変化により，感染症の重症度や経過を把握することができます．感染症に対して，迅速な検体検査と適切な抗菌薬投与ができるように，日ごろから意識するようにしましょう．

参考文献

1) 河合　忠 他：" 異常値の出るメカニズム　第7版". 医学書院，pp19-29，2018
2) 本田孝行 編著：" ワンランク上の検査値の読み方・考え方—ルーチン検査から病態変化を見抜く— 第2版ハンディ版". 総合医学社，2014
3) 平山謙二 監："Simple Step 感染症". 海馬書房，2015
4) 国立大学病院集中治療部協議会 ICU感染制御CPG改訂委員会 編：" ICU感染防止ガイドライン　改訂第2版". じほう，2018
5) 村上純子："臨床検査専門医が教える異常値の読み方が身につく本". じほう，2018
6) 野口善令 編：" 診断に自信がつく検査値の読み方教えます！　異常値に惑わされない病態生理と検査特性の理解". 羊土社，2013

I. 異常（変化）を見つける

炎症を疑う検査値
～炎症反応って良いやつ？ 悪いやつ？～

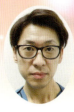

宇治徳洲会病院 集中治療室
（副主任，集中ケア認定看護師） 髙田 誠

エビデンス&臨床知

エビデンス
- ☑ 全身性炎症反応症候群は，敗血症を定義するうえで導入され，多臓器不全の前段階として非常に重要な概念である．
- ☑ 全身性炎症反応症候群は，検査値とバイタルサインから診断する．

臨床知
- ☑ CRPにだまされない．
- ☑ 白血球分画をみれば，炎症反応の動きがわかる．
- ☑ 炎症反応の検査値は，経時的変化でみる．
- ☑ 全身性炎症反応症候群は，感染予防が重要である．

はじめに

- 炎症とは，生体が微生物の侵入や物理的・化学的刺激などを受けて，発熱・発赤・腫脹・痛みなどの症状を呈することとされています．本来，炎症反応とは侵襲から身体を守る防御反応であり，生理的現象です．しかし，身体を守る防御反応であるはずの炎症反応が，身体に悪影響を及ぼす場合があります．
- 臨床現場で炎症をどのようにとらえることが重要なのか，考えていきたいと思います．

炎症とは

- 生体に，異常が生じると発赤・熱感・腫脹・痛みを特徴とする徴候が生じます．これを炎症の4徴候（ケルススの4徴候）とよびます．さらに，組織異常の発生部位にもよりますが，機能障害をもたらし，これを合わせて，炎症の5徴候（ガレノスの5徴候）とよびます．

著者プロフィール（髙田 誠）
京都橘大学看護学部看護学科 卒業
2010年 宇治徳洲会病院 集中治療室へ入職．2015年 救命救急センターへ異動
2016年 杏林大学医学部付属病院集中ケア認定看護師教育課程を修了し，2017年 集中ケア認定看護師取得

- どのような，原理でこのような徴候が起こるのかを以下にまとめます．

> **発赤**：毛細血管透過性，細動脈の拡張により血流の増加が起きることで出現します．この血流の増加が起きることで細胞の治癒に必要な物質供給と除去を活性化します．
> **熱感**：当該組織に湧出したマクロファージ，白血球が発熱物質を産生することでひき起こされます．また，修復細胞，免疫細胞などの体細胞は高い温度下で運動量が増大するため，熱が産生されます．
> **腫脹**：毛細血管透過性が増すため，間質液が増加することで，腫脹が生じます．
> **痛み**：神経に対する損傷，微生物から放出された毒性化学物質，浮腫による圧の増加などにより生じます．

- このように，炎症とはさまざまな物質（ケミカルメディエータ）や仕組みが組織異常に対して働いています．
- そして，侵襲のレベルが高ければ高いほど，この働きは複雑かつ多重的になります．

炎症の検査データ

- 炎症と聞いてみなさんが思い浮かぶ検査値といえば，「C反応性タンパク（C-reactive protein：CRP）」や「白血球数（white blood cell：WBC）」ではないでしょうか？　なぜ，CRPやWBCが炎症反応を表す検査値なのか見ていきたいと思います．
- **CRP**：病原体の侵入や，炎症やがんなどによる組織障害などによって，活性化された単球・マクロファージは，interleukin-6（IL-6），IL-1，腫瘍壊死因子（tumor necrosis factor：TNF）などの炎症性サイトカインを分泌し，肝細胞におけるCRPをはじめとする急性期タンパク（acute phase protein：APP）の産生を誘導しますが，とくにIL-6が肝細胞に結合してCRPの産生を誘導し，血中濃度が上昇することになります[1]．
- **WBC**：好中球，リンパ球，好酸球，単球，好塩基球の総称です．好中球，好酸球，好塩基球は，殺菌作用をもつタンパク質や酵素を含む顆粒をもち，顆粒球ともよばれます．好中球は，細菌の貪食，殺菌に働きます．好酸球は，寄生虫や腫瘍細胞と反応するタンパク質を含み，アレルギーにも関係があります．リンパ球は，免疫グロブリン産生に関わるBリンパ球，細胞性免疫に関わるTリンパ球，細胞傷害性作用をもつNK細胞などを含みます．単球は，貪食作用をもち，抗原提示やサイトカインの産生などに働きます[2]．
- これらからわかるように，CRPやWBCは炎症反応の過程で産生されたり，活性化したりする物質です．炎症反応では，多くの物質が関連しています．そのため，炎症反応を表す検査値（炎症マー

臨床知1

[1] 〆谷直人 他：炎症マーカーの産生機序に関する研究―肝細胞培養系（HepG2）におけるサイトカインおよび薬剤の影響について―．日臨免疫会誌 20：166-77, 1997

臨床知2

[2] 米山彰子：白血球を調べると何が分かるの？　日本臨床検査専門医会ホームページ
http://www.jaclap.org/labo/labo-298.html（2018.11.11 参照）

カー）は，多数存在しています．そのなかでも，代表的な検査値がCRPやWBCというわけです．

臨床知1　CRPにだまされない

CRPは，炎症反応をみるうえで非常に重要な炎症マーカーです．しかし，「CRPが低い＝炎症反応がない」とはいい切れないのです．もう少し，深くCRPについてみていきたいと思います．

前述にもあるようにCRPは，炎症が起こった際に肝細胞から産生されます．そのため，肝機能が低下しているときには，肝臓でCRPが産生されないため，CRPの値が低くなります．また，ホルモン剤やステロイド投与により，CRPは低値を示すようになります．

CRPは，高値の場合には炎症があると判断できます．しかし，低値だからといって，炎症がないとはいい切れないのです．

臨床知2　WBC分画からわかること

前述のようにWBCは，好中球とリンパ球，好酸球，好塩基球，単球の総称です．

炎症を考えるなかで，重要なものが好中球です．好中球は，分葉核球と桿状核球に分けられます．分葉核球は，好中球の最終形態です．桿状核球は，分葉核球の前段階です．

炎症反応は，さまざまな物質が関与していますが，そのなかでも好中球が主として働いています[3]．

そのため，炎症が強いほど，血中の好中球（分葉核球）は増加し，消費されます．さらに，炎症が強くなると，分葉核球の産生が追いつかなくなり，血中の分葉核球の量が減少します．そして，まだ未熟な桿状核球が血中に放出されます．

つまり，分葉核球の量が少なく，桿状核球の量が多いほうが，炎症反応は強いということになります[①]．

[3] 横山　隆 他：SIRS．"臨床侵襲学" 小川道雄 他．へるす出版，p62，2000

[①] p540「感染症を疑う検査値」参照．

CRPやWBCのデータ推移

- WBCは，炎症が生じて数時間で上昇し，半日程度でピークに達します．その後，数日以内に元の値に戻ります．
- CRPは，炎症のあと6時間後くらいから上昇し，2～3日めでピークとなります．CRPとWBCには，変化が起こるまでに時間差があります．まず，**WBCが上昇し，次にCRPが上昇します**．

　臨床知3

臨床知3　炎症マーカーは経時的変化をみる

CRPとWBCの値の変化に時間差があるということを知っておかなければ，炎症が治まったのかどうかを見誤ることになります．たとえば，感染により炎症が起こったとします．感染に対して，抗菌薬を投与しました．翌日の採血でWBCの値は，下がりました．しかし，まだ，CRPのピークは来ておらず，値が上がっていたりします 図1 [4]．そのため，炎症マーカーの変化は，経時的にみなければ，炎症反応の変化をうまくとらえられません．

[4] 山田俊幸：SAA（血清アミロイドA蛋白）の臨床について．医学検査 45(5)：957-60, 1996

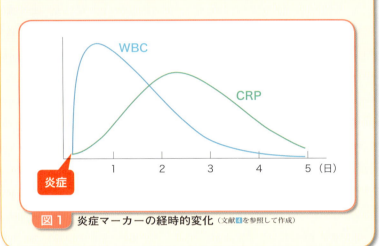

図1　炎症マーカーの経時的変化（文献[4]を参照して作成）

炎症が及ぼす身体への悪影響

- 本来，炎症反応とは外敵から身体を守る防御反応です．しかし，この炎症反応が全身性に波及し，多臓器不全（multiple organ failure：MOF）に陥ることがあります．
- MOFとは，生命維持に必要な複数の臓器の機能が障害された状態のことで，primary MOFとsecondary MOFがあります．
- secondary MOFの前段階のことを**全身性炎症反応症候群（systemic inflammatory response syndrome：SIRS）**といいます．　エビデンス1
- SIRSは，侵襲に対して，免疫細胞が血中に放出した大量の炎症性サイトカインによる全身性の急性炎症反応です．SIRSとなりやすい侵襲には，細菌感染・外傷・手術・出血性ショック・熱傷・膵炎などがあります．
- SIRSからMOFへ移行してしまうと非常に予後が悪くなります．報告によって異なりますが，死亡率が50～90％と非常に高いです．そのため，SIRSの段階で食い止めるということが重要になります．
- MOFは，SOFAスコア② を用いて重症度を評価します[5]．

② p532 参照．

[5] 西田　修　他："日本版 敗血症診療ガイドライン2016"．http://www.jaam.jp/html/info/2016/pdf/J-SSCG2016_ver2.pdf（2018.11.11 参照）

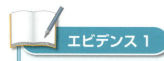

敗血症の定義

1992年の米国集中治療医学会と米国胸部疾患学会によるSepsis-1の定義が報告された際にSIRSの概念が導入され，感染症にともなうSIRSを敗血症と定義しました．しかし，敗血症は「感染症によって重篤な臓器障害がひき起こされる状態」と新たに定義されました．

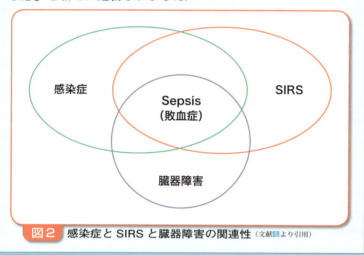

図2　感染症とSIRSと臓器障害の関連性 (文献5より引用)

SIRSからMOFに移行させないために

- SIRSは，体温，脈拍，呼吸数，白血球数から診断されます🔍．　🔍 エビデンス2
- SIRSの診断は，簡素化された診断基準になっているので，早期診断が可能です．SIRSを早期に診断し，その段階で治療をすることが非常に重要です．

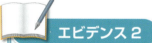

SIRSの診断

SIRSは，バイタルサインと白血球数の検査データで診断されます 表1 [6]．

SIRSは，炎症反応が強い状態といえます．その状態かどうかの判断がバイタルサインと白血球数で行われるということは，炎症反応の強さは，検査データだけではわからないということです．炎症反応がどれだけ身体に影響を与えているかは，検査値だけでは判断できないのです．

[6] Surviving Sepsis Campaign: International Guidelines for Management of Severe Sepsis and Septic Shock: 2012. Intensive Care Med 39: 165–228, 2013

表1　SIRSの診断基準

侵襲に対する全身性炎症性反応で，以下の2項目以上が該当する場合

体温の変動	体温：38℃以上または36℃以下
脈拍数の増加	90回/分以上
呼吸数の増加	呼吸数増加（20回/分以上）またはPaCO$_2$が32mmHg以下
白血球数	12,000/μL以上または4,000/μL以下あるいは未熟顆粒球が10%以上

（文献6より引用）

- 「SIRS状態とは，すなわち高サイトカイン血症の状態では，急性相反応物質や抗体の産生，血球の分化，創傷の修復など，さまざまな生体防御系が作動する」といわれています[7]．
- その生体防御反応のなかにprimingとよばれるものがあります．これは，好中球がもう一度刺激因子や活性化物質によって，刺激を受けた際に反応しやすくして，すぐに攻撃できる状態にすることです．
- このような状況下で，感染などの合併症が起こり，再度サイトカインが誘導されると，primingを受けて重要臓器に集積して，易刺激性となっている好中球が臓器を攻撃することで臓器機能不全が起こります．これをsecond attack theoryといいます．
- なぜ，これをsecond attack theoryとよんでいるかというと，最初に起こる侵襲first attackは，不可避だからです．たとえば，外傷や感染症は，医療機関に受診する前に起こっています．
- それに対して，second attackは，回避することが可能です．そのため，**SIRSの状態で新たな侵襲を与えないことが，SIRSからMOFに移行させないための重要な戦略となります**．

[7] 小川道雄：SIRS．"臨床侵襲学"小川道雄 他編．へるす出版，p357, 2000

臨床知4

Second attackになりやすい侵襲

侵襲となりうるものには，手術・熱傷・外傷・膵炎・感染などがあります．そのなかで，圧倒的にsecond attackになりやすい侵襲は，感染です．MOFとなり，急変する多くの患者は，敗血症によるものです．
Second attackの予防は，新たな感染を起こさせないといっても過言ではありません．

炎症反応の検査値と感染症の診断

- 炎症をみるうえで，感染は切り離せない存在です．感染を起こさせない対策を講じることは，もちろんですが，早期に発見するこ

- とも大切です．
- CRPは，炎症反応の指標となります．では，感染症の指標になりうるのでしょうか？
- これまでに，170を超える炎症指標が感染症の診断に利用可能か評価されましたが，十分に感染症と非感染性疾患とを区別できる良質な指標は見つけられませんでした[8]．炎症指標であるCRPもこのうちの一つです．
- CRPだけでは，感染を見つけることは難しいです．炎症マーカーだけでなく，患者の全身状態もみながら，複合的に判断することが重要です．

[8] 細川康二：炎症反応検査の種類と使い方．救急・集中治療 24（11・12）：1354-62, 2012

まとめ

- 炎症反応は，生体の恒常性を維持するためには，必要不可欠な反応です．また，患者は，大なり小なり炎症反応が起こっています．そのなかで，SIRSに陥っている患者を見きわめ，MOFに陥ることを防ぐことがわれわれには求められています．
- 炎症反応をうまくとらえるためには，検査値だけにとらわれず，患者の全身状態とその変化をみることがもっとも重要です．

> **編集委員からの一口アドバイス**
> 本文にあるようにCRPとWBCの関係を正しく理解するとともに，両者のデータの経時的変化と他の検査データの変化の関係，そして，臨床症状などと合わせての活用が大事ですね．

好評発売中！

▷ 初心者から中級者まで、知識の整理に役立つ好評書！
▷ オールカラー、各項目見開き2ページのQ&Aで、ぐんぐん理解できる！

全部わかる！心臓血管外科
―治療法と術後管理―

監修：荒井 裕国（東京医科歯科大学大学院心臓血管外科 教授）
編集：水野 友裕（東京医科歯科大学大学院心臓血管外科 准教授）

心臓血管外科は幅広い知識が必要とされる分野です。診断、治療、最新の術式はもちろん、知っておきたい術前術後の管理・ケアまで一冊で学ぶことができます。

ISBN978-4-88378-645-9
200ページ／AB判
定価（本体2,800円＋税）

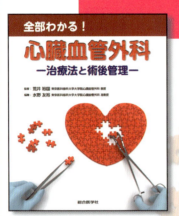

徹底ガイド！高次脳機能障害
―ひと目でわかる基礎知識と患者対応―

監修：稲川 利光（NTT東日本関東病院リハビリテーション科 部長）
編集：新貝 尚子（NTT東日本関東病院リハビリテーション科）
　　　森田 将健（NTT東日本関東病院リハビリテーション科）

高次脳機能障害のほぼすべてを網羅し、それぞれの診断、治療、リハビリテーション、患者対応まで、この1冊で学べます。すべての医療従事者必携の書！

ISBN978-4-88378-644-2
184ページ／AB判
定価（本体2,600円＋税）

 総合医学社
〒101-0061　東京都千代田区神田三崎町1－1－4
TEL 03(3219)2920　FAX 03(3219)0410　http://www.sogo-igaku.co.jp

I. 異常（変化）を見つける

ガス交換障害を疑う検査値
～肺の中で何が起きてる？ 計算式を用いて肺胞内での変化をよみとろう！～

近畿大学医学部附属病院
（集中ケア認定看護師）
岡﨑 健一（おかざき けんいち）

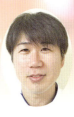

エビデンス & 臨床知

エビデンス
- ☑ SpO_2 は SaO_2 の近似値であり，酸素解離曲線から PaO_2 の値を考える．
- ☑ 酸素投与中は PaO_2 が変化するため P/F 比で酸素化を評価する．

臨床知
- ☑ 酸素化の指標として欠かせないのが，SaO_2 と SpO_2！ もう一つ知っておくとよいのが CaO_2！
- ☑ 酸素化能の低下を低酸素血症の原因によって考える．

はじめに

- 私たちは，呼吸をすることで空気中の酸素を体内へ取り込み，全身の血液から運ばれてきた二酸化炭素を体外へ排出しています．前者を酸素化，後者を換気とよびます．そして，この酸素化と換気を合わせてガス交換とよびます．

酸素化の指標は PaO_2，換気の指標は $PaCO_2$

- 肺炎や無気肺，胸水などのさまざまな原因により，肺胞から血液に効率よく酸素を取り込むことができなくなると酸素化障害が生じ，動脈血中の酸素が不足し，低酸素血症の状態となります．反対に，全身から帰ってきた血液中の二酸化炭素が肺胞から体外に出ていくことができないと換気障害となり，高二酸化炭素血症の状態となります．つまり，酸素化には血中の酸素分圧が，換気には二酸化炭素分圧が大きくかかわっているといえます．
- PaO_2 は動脈血（a）で測った酸素（O_2）分圧（P）で，動脈の血

著者プロフィール（岡﨑健一）
2006 年 近畿大学医学部附属病院入職，救命救急センター・ICU を経て，現在，心臓血管外科病棟に勤務
2017 年 集中ケア認定看護師の資格取得．実践を通しスタッフの指導や教育・相談を行い看護の質の向上を目指して活動している
PaO_2 だけでなく，$A-aDO_2$，CaO_2，P/F 比など，一般病棟では，なかなか計算する機会が少ないので執筆をきっかけに計算式の復習になりました．病棟でも人工呼吸器装着患者の管理をしているため，これからもスタッフとともに理解を深めていきたいです．

液中に溶け込んだ酸素の圧力のことです．ガス交換を行い，肺胞と毛細血管の間で拡散が行われることで酸素が血液へ移動するため，肺を灌流した血液は身体の中でもっとも多く酸素を含んだ動脈血となります．よって，PaO_2 は肺胞での酸素化の指標となります．

- PaO_2 の正常値は 80～100 mmHg です．しかし，年齢や体位により少し変動があります．

  坐位では 100－0.3×年齢 mmHg

  仰臥位では 100－0.4×年齢 mmHg

  となります[1]．

- 一般的に PaO_2 が 60 mmHg 以下は呼吸不全の診断基準であり，酸素療法の適応を検討する値になります．呼吸不全に陥っている原因を探り，早期の対応が必要になります．

[1] 櫻林郁之介 他監：Ⅱ．電解質・血液ガス．"最新 臨床検査項目辞典"．医歯薬出版，pp276-7, 2008

SaO_2 と PaO_2 の関係

PaO_2 以外に，SaO_2（動脈血酸素飽和度）も重要な酸素化の指標となります．酸素飽和度は，酸素の運搬を行うヘモグロビン中の酸素とくっついたヘモグロビン（酸化ヘモグロビン）の割合であり，正常値は 95％以上とされています．このヘモグロビンと酸素がくっつくためには，PaO_2 が必要となります．

酸素解離曲線をみると，たとえば PaO_2 が 80 mmHg のときの SaO_2 は 95％となります．PaO_2 が上昇しS字曲線が右側に向かうと，初めは SaO_2 も上昇しますが，PaO_2 がおおよそ 150 mmHg を超えると SaO_2 は 100％となり平坦化します．これは，ヘモグロビンと結合する酸素が飽和状態となり，それ以上増えないことを意味します．逆に，PaO_2 が 60 mmHg を下回ると，曲線の傾きが急になり SaO_2 は急激に下がります．これは，より多くの酸素が組織へ放たれることを意味しています[2]．

つまり，PaO_2 が高くなれば SaO_2 は上昇することになり，反対に PaO_2 が低下すれば SaO_2 も低下するように，SaO_2 と PaO_2 の間には相関関係があり，SaO_2 の近似値である SpO_2 の値がわかれば PaO_2 の値を予測できることになります ．

[2] 小澤瀞司 他総編集："標準生理学 第7版"．医学書院，p679, 2009

酸素解離曲線から SaO_2 と PaO_2 のポイントを知ろう！

- 酸素解離曲線はS字カーブであるため，ヘモグロビンは PaO_2 の高い肺では酸素を多く運べるように多くの酸素と結合し，PaO_2 の低い末梢組織では酸素が使えるように，より多くの酸素を放出できる仕組みになっています．このなかでポイントとなる部分は，SaO_2 90％です．その理由として，PaO_2 60 mmHg に相当するからです．そのほかに，SaO_2 98％，95％，75％もポイントとなります（図1）．

編集委員からの一口アドバイス

定義上 SpO_2 を呼吸不全の直接的な指標にはしていません．便宜上，経皮的に SpO_2 から PaO_2 を推測しています．
SpO_2 90％は PaO_2 60 mmHg に相当します．便宜上 SpO_2 90％は呼吸不全の定義に代用できます．
でも，SpO_2 98～100％は，PaO_2 100 mmHg から 500 mmHg 程度までの間になりえます．つまり，PaO_2 が低下しても SpO_2 がそれをただちに反映しないデメリットがあります．
SpO_2 を過信することによって，不要な酸素投与が行われてしまったりするのは問題です．

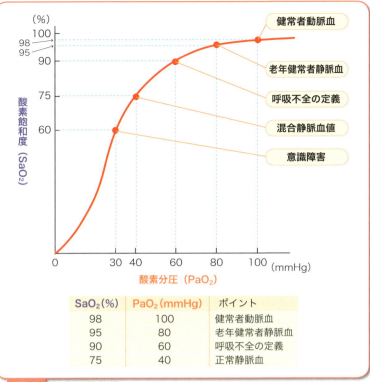

SaO_2(%)	PaO_2(mmHg)	ポイント
98	100	健常者動脈血
95	80	老年健常者静脈血
90	60	呼吸不全の定義
75	40	正常静脈血

図1 酸素解離曲線

> **SpO₂ は**「何%のヘモグロビンが酸素化されているか」を示しています．つまり，生体が貧血の状態にある場合，酸素を運搬するヘモグロビンが減少しているため，SpO_2 に問題がなくても組織では低酸素状態になっていることがあります．
> 低酸素症や貧血，循環不全などの際には，SpO_2 の値が生体の状態を正確に反映していない場合があります．

エビデンス 1

酸素投与中は PaO_2 が変化するため P/F 比で酸素化を評価しましょう！

人工呼吸器管理中，PaO_2 の値は吸入酸素濃度（FiO_2）によって値が大きく変動するため，P/F 比を用いて酸素化能を評価します[3]．P/F 比は PaO_2 を FiO_2 で割った値です．健常人であれば，室内気での PaO_2 が 100 mmHg 程度ですので，P/F 比は 100÷0.21＝476 程度となります．

[3] 3学会合同 ARDS 診療ガイドライン 2016 作成委員会 編："ARDS 診療ガイドライン 2016". 一般社団法人日本呼吸器学会・一般社団法人日本呼吸療法医学会・一般社団法人日本集中治療医学会, 2016

● 次の例で少し考えてみましょう．

「PaO_2 90 mmHg は正常ですか？」と質問されたら，私は情報が少なすぎて答えることができないと思います．そこでそれぞれ異なる FiO_2 で人工呼吸管理している X さん（FiO_2：0.3）と Y さん（FiO_2：1.0）の P/F 比で考えるとどうでしょう．
　　P/F 比＝PaO_2 ÷ FiO_2
　　　X さん　FiO_2：0.3　PaO_2：90 mmHg　90÷0.3＝300
　　　Y さん　FiO_2：1.0　PaO_2：90 mmHg　90÷1.0＝90
X さんと Y さんの P/F 比を比べると，Y さんのほうが明らかに酸素化が悪いことがわかります．

- P/F 比は ARDS の診断基準としても用いられているので，臨床の現場で活用しましょう．

PaO₂ の低下，すなわち低酸素が臨床上の問題

- 低酸素には，肺におけるガス交換の低下によってひき起こされる低酸素分圧と，組織に対して供給される酸素量が低下する低酸素血症とがあります．
- 低酸素分圧は PaO_2 の低下によって，低酸素血症は動脈血酸素含有量が低下することによって起こります．

PaO₂ が低下する原因は 4 つに分けられます 図2

肺胞低換気

- 肺胞へ達する空気が減少するために PaO_2 が低下します．この際，CO_2 の排出も減り，$PaCO_2$ の上昇をともなうのが特徴です．

拡散機能障害

- 肺炎，肺水腫，肺線維症など肺胞と動脈の間に何らかの拡散障害が存在する場合にみられます．拡散機能障害の場合，O_2 摂取努力により換気が促進されるため，拡散能の高い CO_2 は通常どおり排出され，$PaCO_2$ は正常であるか，むしろ低下します．

換気血流比不均衡

- 慢性閉塞性肺疾患（COPD）や気管支喘息のように，気道にさまざまな狭窄が存在する場合に起こります．気道閉塞が起こるとその支配領域の肺胞には酸素が届かず，そこを通過する静脈血は酸素化されずに心臓へ戻り，正常細胞を通過して酸素化された動脈血を混合することで全体として PaO_2 は低下します．また全体として $PaCO_2$ は増加します．

シャント

- 先天性疾患でみられ，肺を経由しない静脈血が直接心臓へ戻ってしまうため PaO_2 は低下します．また $PaCO_2$ は増加します．

＊　＊　＊

- 以上，原因として挙げたなかでもっとも多いのは換気血流比不均衡ですが，臨床的にはこの 4 つが複合した形で PaO_2 の低下が起こると考えられています．

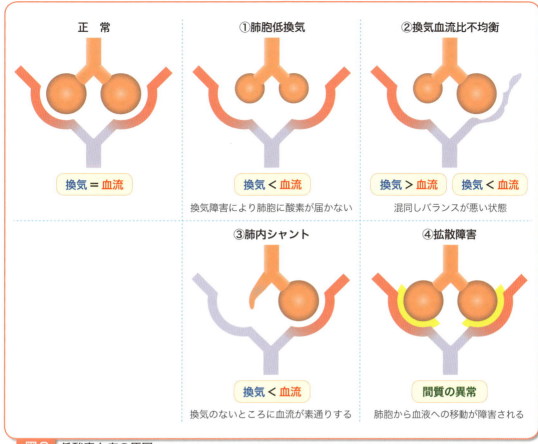

図2 低酸素血症の原因

血液ガスデータに影響を与える因子

血液ガスデータの基準値（ガス交換能の指標）
- $PaCO_2$（動脈血二酸化炭素分圧）：35〜45 mmHg
- PaO_2（動脈血酸素分圧）：80〜100 mmHg
- $A\text{-}aDO_2$（肺胞気・動脈血酸素分圧較差）：10 mmHg以内
- SaO_2（動脈血酸素飽和度）：97±2%
- P/F比（PaO_2/F_IO_2）：300以上

● 臨床で実際に PaO_2 の数値に影響を与える因子として，年齢，F_IO_2（吸入気酸素濃度），P_AO_2（肺胞気酸素分圧），$PaCO_2$（動脈血二酸化炭素分圧），ガス交換能があります．PaO_2 の数値だけではなく，これらを考慮して評価することが重要です．

年齢による変化

公式 $PaO_2 = 110 - (年齢 \times 0.43)$

● 加齢とともに，PaO_2 は低下していきます．PaO_2 を評価する場合

は，年齢を考慮する必要があります．

P_AO_2・$PaCO_2$ による変化

> **公式** $P_AO_2 = F_IO_2 \times$（大気圧 760 mmHg － 水蒸気圧 47 mmHg）$- PaCO_2/0.8$

- P_AO_2 は，肺胞内の酸素分圧です．圧は高いほうから低いほうへ移動し，平衡になったところで移動を終了します．これにより，酸素は肺胞から肺毛細血管に拡散されます．そのため，P_AO_2 が低い場合，肺の酸素化能に問題がなく，肺胞内の酸素が肺胞内に移動したとしても，PaO_2 は低下します．

ガス交換能による変化

> **公式** $A-aDO_2$（肺胞気・動脈血酸素分圧較差）$= P_AO_2 - PaO_2$

- P_AO_2 と PaO_2 を比較した場合，常に $P_AO_2 > PaO_2$ となります．P_AO_2 と PaO_2 の差が 10 mmHg 以内であれば，肺胞レベルでのガス交換に障害がないことになります．P_AO_2 と PaO_2 の差が増大する場合は，肺胞内の酸素が肺毛細血管に十分に拡散されなかったことを意味します．つまり，肺胞から毛細血管に酸素が移動するうえで障害が存在していることになります．
- 加齢や換気血の不均衡，ガス拡散障害，シャントの増大によって P_AO_2 と PaO_2 の差は増大します．
- $PaCO_2$ は動脈血（a）で測った二酸化炭素（CO_2）分圧（P）で動脈の血液中に溶け込んだ二酸化炭素の圧力です．CO_2 は拡散障害が生じないため P_ACO_2 と $PaCO_2$ は平衡状態にあります．また，大気中の CO_2 は微量であるため，体内に存在する CO_2 は各組織や臓器で産生された CO_2 由来であり，CO_2 は二酸化炭素産生量によって変動します．そして，CO_2 は肺への空気の出入によって排出されるため $PaCO_2$ は換気の指標となります．換気量が増加すれば過換気状態となり $PaCO_2$ 値は低下し，逆に換気量が低下すれば肺胞低換気を示し $PaCO_2$ 値は高くなります．$PaCO_2$ の正常値は 35～45 mmHg です．

肺胞低換気による $PaCO_2$ の異常

- 肺胞低換気とは，十分なガス交換が行えるだけの肺胞換気量が得られていない状態のことをいいます．
- 肺胞低換気を生じる要因としては，①鎮痛・鎮静薬による麻酔作用，②換気ドライブを抑制するおもな疾患，③肺胞・気道レベルの障害が挙げられます．

鎮痛・鎮静薬による麻酔作用について

- フェンタニルやモルヒネといったオピオイド鎮痛薬や，ミダゾラムやプロポフォールなどの鎮静薬は，高用量で呼吸抑制をまねきます．そのため，呼吸回数や胸郭挙上の変化，呼吸様式の観察など異常の早期発見が必要となります．また，持続鎮静中は鎮静スケールを用いて，経時的に評価を行い深鎮静を防いでいくことも重要です．

換気ドライブを抑制するおもな疾患として

- 換気ドライブを抑制する病態として，神経筋疾患があります．
- 急性の四肢筋力低下をきたす自己免疫性末梢神経障害であるギラン・バレー症候群では，重症化すると神経筋麻痺を呈し，呼吸筋の筋力や胸郭可動性の低下をみとめ，換気運動の制限が生じます．その結果，体内で産生された CO_2 が有効に排泄されず蓄積してしまいます．

肺胞・気道レベルの障害として

- 肺胞・気道レベルの障害としては，呼息時に気道がつぶれ，吸い込んだ空気を十分に吐き出せない慢性閉塞性肺疾患（COPD）が挙げられます．肺胞のガス交換で産生された CO_2 が十分に呼出できないため，高 CO_2 血症となってしまいます．病状が進行すると息切れ，呼吸困難，喘鳴をみとめます．また，急に $PaCO_2$ が 60 mmHg 以上に上昇すると呼吸中枢が抑制されるため，意識障害や呼吸抑制が生じます．これは CO_2 ナルコーシスとよびます．COPD のほかに，麻酔や睡眠薬などで過度な鎮静状態になった場合にも生じます．したがって，換気能の評価を行う際は，呼吸状態だけではなく，意識レベルや全身状態を含めて評価することが大切です．

血液ガス測定のための動脈血の取り扱いについて

- 採血した血液が空気と接触すると，空気とガス交換して PaO_2 が高くなって $PaCO_2$ が低くなります．このため，注射器に気泡があれば気泡を追い出してシール用キャップをし，凝固しないように攪拌します．また，動脈血は室温に保存すると，白血球での代謝が進み，PaO_2 が低くなり $PaCO_2$ が高くなってしまって pH が下がります．とくに感染症で白血球が増えている場合には，この代謝による CO_2 産生量が増えるので注意が必要です．このため，採血後ただちに測定するのが原則です．しかし，やむをえない場合には，採血後ただちに氷冷で保存します．ちなみに私の病棟では血液ガスを提出するときは，小さなタッパーに氷冷材を入れて，

その中に検体を入れて提出しています．

動脈血酸素含有量（CaO₂）

- PaO_2 と SaO_2，P/F 比や $A-aDO_2$ によって酸素化を評価しますが，これは，どの程度酸素が血液に取り込まれているかを評価することです．
- 臨床では，酸素は足りているのに呼吸困難感がある場合のアセスメントの指標になります．
- PaO_2 が高ければ，ヘモグロビンと結合する酸素の量も増加するため，SaO_2 も増加しますが，これらが高くても，たとえば貧血のようにヘモグロビンの総量が少なければ，血液に十分な酸素が含まれていない可能性があります．こういった場合，CaO_2 の値により，酸素化が十分であるかを見きわめることができます．
- 「いつもより脈が早い」「サチュレーションはいいのに息が苦しいと訴えている」「酸素を投与してもなかなか呼吸困難感がおさまらない」などの場合に CaO_2 を計算してみましょう．

$CaO_2 = (1.34 \times Hb \times SaO_2/100) + (0.0031 \times PaO_2)$ [1]

たとえば，SaO_2：98％，PaO_2：100 mmHg，Hb：14.0 として貧血がない状態で CaO_2 を求めてみると，
　$CaO_2 = (1.34 \times 14.0 \times 98/100) + (0.0031 \times 100)$
　　　　$\fallingdotseq 18.4 + 0.3 \fallingdotseq 18.7$
となります
貧血があり，Hb が 7.5 g/dL の場合
　$CaO_2 = (1.34 \times 7.5 \times 98/100) + (0.0031 \times 100)$
　　　　$\fallingdotseq 9.8 + 0.3 \fallingdotseq 10.1$
となります．
つまり，PaO_2 と SaO_2 が高値を示していても，ヘモグロビンの総量が少なくなると CaO_2 は低いということがわかります．仮に酸素投与を行い，PaO_2 と SaO_2 をさらに上げて SaO_2：100％，PaO_2：300 mmHg となったとした状態で計算して求めてみると，
　$CaO_2 = (1.34 \times 7.5 \times 100/100) + (0.0031 \times 300)$
　　　　$\fallingdotseq 10.1 + 0.9 \fallingdotseq 11.0$
となり，依然として低い状態になります．

- このように，ヘモグロビンの総量が少ないと，PaO_2 と SaO_2 の値が高くても，頻脈や息苦しさがあったり，酸素を投与しても呼吸困難感が改善されない場合があります．そのときには，CaO_2 を計算してみることで血液中に酸素が十分含まれているかどうか確認することができます．患者の全身状態と合わせて CaO_2 を計算してみてもよいと思います．

[1] p503「全身状態の悪化を疑う一般的検査」参照．

> **MEMO** ラクテート（乳酸）について少し！
> 　　　　基準値 2 mmol/L 以下（4〜15 mg/dL）
>
> ブドウ糖からエネルギーを産生するときに，酸素がない状態では乳酸を産生します．乳酸が上昇するときは，組織で酸素が有効に利用されていない場合や，組織における低酸素症を示している場合があります．
> 代表的な病態は敗血症ですが，組織酸素化レベルの低下または酸塩基不均衡の可能性を示唆する頻呼吸や嘔気，低血圧，循環血液量減少，発汗といった症状がみられる場合に測定しましょう．

参考文献

1）道又元裕 他編："人工呼吸管理実践ガイド"．照林社，2009
2）道又元裕 監："重症患者の呼吸器ケア―エキスパートの目線と経験知"．日総研出版，2009
3）安倍紀一朗 他："関連図で理解する呼吸機能学と呼吸器疾患のしくみ―病態生理，疾患，症状，検査のつながりがわかる"．日総研出版，2009
4）Marino PL 著，稲田英一 訳："ICUブック 第3版"．メディカル・サイエンス・インターナショナル，2012

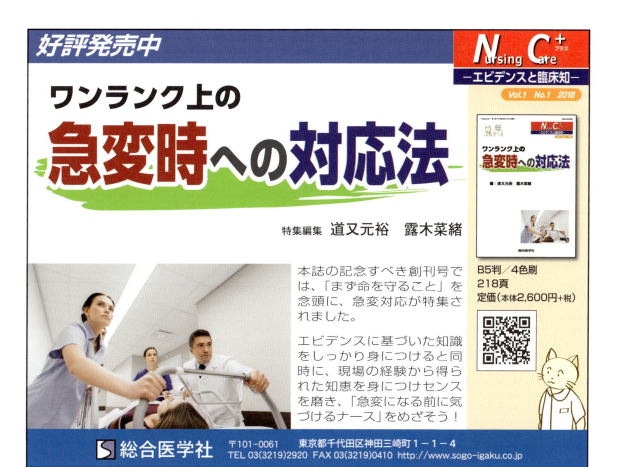

I．異常（変化）を見つける

酸塩基平衡障害を疑う検査値
～酸塩基平衡障害を見つけるためのアセスメント方法を知ろう～

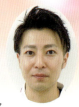

仙台市医療センター仙台オープン病院
集中治療部（集中ケア認定看護師）
小山内 佑（おさない ゆう）

エビデンス＆臨床知

エビデンス
- ☑ 腎臓，肺，緩衝系が酸塩基平衡を調節している．
- ☑ 酸塩基平衡障害には4つの基本型がある．
- ☑ アニオンギャップから代謝性アシドーシスを分けて考えることができる．
- ☑ 酸塩基平衡障害につながる薬剤（アスピリンなど）がある．

臨床知
- ☑ 肺と腎臓とでは代償の反応速度が異なり，肺では比較的すみやかに行われるが，腎臓での代謝性代償は時間がかかることを知りアセスメントしよう．
- ☑ 患者に使用している（酸塩基平衡に影響する）薬剤を確認しよう．

はじめに

●「酸塩基平衡」といわれると苦手意識がある方もいるかと思います．病態により単一で起こる場合や，さまざまな病態や症状が重複して起こしているのかなど複雑な部分もあります．場合によっては重篤な状態になっていることもあるため，すみやかな対応ができるように酸塩基平衡を理解し，総合的に患者の状態悪化を回避することが必要となります．

酸塩基平衡とは

●酸塩基の定義はArrhenius（アレニウス）の定義①から始まり，徐々に変化し現在の医療分野で用いられるものにはBrønsted（ブレンステッド）の定義の考え方が有用です．これは「酸とは水素イオン（H^+）を放出するものであり，塩基は H^+ を受け取るものである」というものです．私たちの身体にとってこの酸と塩基のバランスがとれた状態を酸塩基平衡といいます．そして，これらの

① Arrheniusの定義：
酸は H^+ を解離し，塩基は OH^- を解離する物質．

著者プロフィール（小山内佑）
2010年に東北福祉大学健康科学部保健看護学科卒業後，公益財団法人仙台市医療センター仙台オープン病院に入職し，集中治療室へ配属
2014年に3学会合同呼吸療法認定士を取得．2017年に集中ケア認定看護師の資格取得

H⁺の濃度を表すために pH という表示法が利用されています．

pH を保つことの重要性

- 私たちの身体は呼吸から組織や細胞に酸素を取り込み，栄養素の酸化還元反応をすることによってエネルギーを獲得しています．そして，身体の中では栄養素の代謝にともない，常に酸（H⁺として 1 日に 15,000〜20,000 mEq）が産生されています．このままでは当然私たちの身体は酸性に傾き，生命活動として正常に機能することができなくなってしまいます．
- 私たちの血液中では pH の正常値は 7.4 ± 0.05 であり，非常に狭い範囲に調整さています．これらは生体の恒常性を保つために絶対的な必要条件となっています．そしてこれらの pH のバランスが崩れ，pH が 7.35 以下になる場合を酸血症（アシデミア），pH が 7.45 以上になる場合をアルカリ血症（アルカレミア）といい，アシデミアやアルカレミアの状態が続くことで生体の恒常性は崩れ，生命活動を維持することが困難になります．

酸塩基平衡の調節

- 日々の細胞代謝で産生される酸の大部分は糖質やタンパク質，脂肪の酸化によって産生される二酸化炭素（CO_2）になります．これは 1 日に 15,000〜20,000 mEq 産生され，80％近くが肺からの呼吸によって排泄されるので揮発性酸とよばれています．このときの CO_2 はほとんどが赤血球内に取り込まれ，炭酸脱水酵素（carbonic anhydrase：CA）の働きによって炭酸（H_2CO_3）に変換されます．また，残り 20％程度についても尿細管細胞内で CA により H_2CO_3 が生成され H_2CO_3 または H⁺ や HCO_3^- の形で排泄されます．
- さらに食事やタンパク質が代謝されると，ケトン体やリン酸（H_3PO_4）や硫酸（H_2SO_4）などの酸が 1 日 50〜70 mEq 生成され，これらも腎臓から排泄されます．これは先ほどのように気体ではなく液体で排泄されるため，不揮発性酸とよばれます．不揮発性酸は腎臓で産生される HCO_3^- により体内での蓄積を防いでいます．
- さらに私たちの身体の中では産生される酸の負荷に対し，血液のpHの変化を最小限にするために緩衝系という働きがあります．炭酸―重炭酸，ヘモグロビン，血漿タンパク，リン酸緩衝系があり，このなかで炭酸―重炭酸緩衝系の作用がもっとも大きく重要な役割をはたしています．図1 にあるように H⁺ 濃度を一定に保つために風船のような役割をしています[1]．

[1] 飯野靖彦："一目でわかる血液ガス 第 2 版". メディカル・サイエンス・インターナショナル, 2013

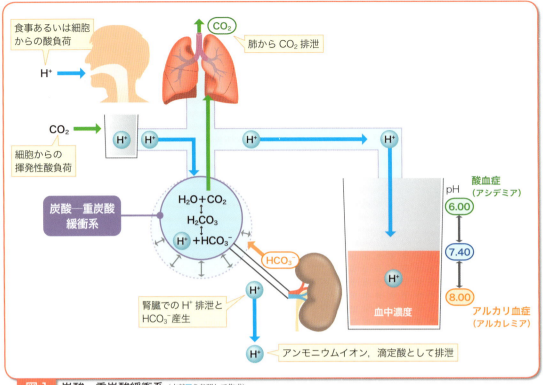

図1 炭酸—重炭酸緩衝系（文献1を参照して作成）

酸塩基平衡を読むために

- 酸塩基平衡というと次のような式があります．

Henderson-Hasselbalch の式

$$pH = 6.10 + \log \frac{HCO_3^-}{0.03 \times PaCO_2}$$

- この式をみると，pH には HCO_3^- と $PaCO_2$ が関係していることがわかると思います．図1の緩衝系の中にもありますが，化学式でみると二酸化炭素と水を混ぜると水素イオンと重炭酸イオンになります．HCO_3^- は H^+ を中和する働きをもっているので，CO_2 が増加した分 H^+ も増加し，HCO_3^- も増加します．反対に CO_2 が減少すると H^+ も減少し，HCO_3^- も減少します．HCO_3^- は体内の酸を調整する働きがあります．また，CO_2 の値によって HCO_3^- が変動するので，HCO_3^- の正常値は $PaCO_2 = 40\ mmHg$ のときに $24 \pm 2\ mEq/L$ となります．

酸塩基平衡の化学式

$$CO_2 + H_2O \rightleftarrows H_2CO_3 \rightleftarrows H^+ + HCO_3^-$$

酸塩基平衡障害を読み解くための方法

- 血液ガスでは，酸塩基平衡の異常を分類して異常の原因を知ることが可能になります．その方法をステップで考えていきます．

ステップ1：pHから酸性かアルカリ性かを判断する

- 血液ガスのpHから血液が酸性（酸血症：アシデミア）に傾いているか，アルカリ性（アルカリ血症：アルカレミア）に傾いているかをみます．動脈血のpHは7.40が基準なので，それよりも多いか少ないかで判断します．

ステップ2：血液ガスの異常が$PaCO_2$の変化によるものか，HCO_3^-の変化によるものか判断する

- 血液中のpHは$PaCO_2$とHCO_3^-のバランスで決定します．$PaCO_2$の変化は呼吸性障害で起き，HCO_3^-は代謝障害で起こります．これらを読み取り，一次性変化が何か鑑別します．この際，$PaCO_2$は40 mmHg，HCO_3^-は24 mEq/Lが基本となります．
- アシデミアの場合は$PaCO_2$の上昇あるいはHCO_3^-の低下の2通りが考えられます．また，アルカレミアの場合は$PaCO_2$の低下とHCO_3^-の上昇が考えられます 図2 ．
- $PaCO_2$とHCO_3^-の変化によって，4つの酸塩基平衡障害を考えることができます 図3 ．

1. 呼吸性アシドーシス（respiratory acidosis）

- $PaCO_2$が上昇する病態で，肺胞低換気（喘息，肺気腫，胸水や薬剤による呼吸中枢の抑制など）により，肺からCO_2の排泄障害が起きている状態になります．血中のCO_2が上昇（$PaCO_2$の

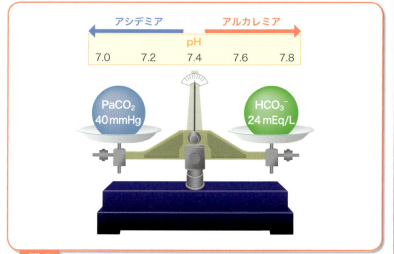

図2 pHは$PaCO_2$とHCO_3^-のバランスによって決定される

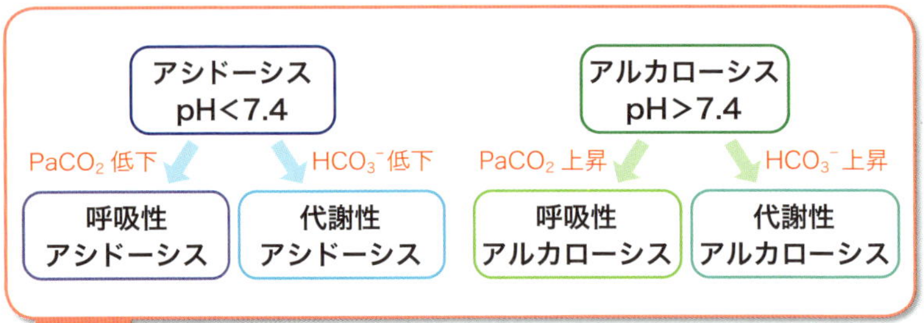

図3 酸塩基平衡障害の分類

上昇）によりpHが低下します．

2. 呼吸性アルカローシス（respiratory alkalosis）

- $PaCO_2$ が低下する病態で，原因としては過換気症候群や呼吸中枢の刺激などが当てはまります．呼吸が速くなったり，深くなったりすることで $PaCO_2$ が低下し，pHが上昇します．

3. 代謝性アシドーシス（metabolic acidosis）

- HCO_3^- が減少する病態で，慢性腎不全や糖尿病性ケトアシドーシス，アルカリ物質の過剰喪失，酸性物質の過剰摂取や蓄積などによって起こります．酸の蓄積で HCO_3^- が中和のために使われる場合などで HCO_3^- が低下し，pHが低下します．

4. 代謝性アルカローシス（metabolic alkalosis）

- HCO_3^- が上昇する病態で，H^+ の喪失（嘔吐や下痢，利尿薬などによる酸の過剰排泄），アルカリ過剰投与などで起きます．H^+ が減ることで HCO_3^- が増加し，pHが上昇します．

ステップ3：アニオンギャップを計算しよう．アニオンギャップが増加している場合には補正 HCO_3^- を計算しよう

- 生体内の陽イオン（cation）と陰イオン（anion）の濃度の総和は本来等しいのですが，図4 のように陰イオンのほうが少なくなっています．この差を陰イオンギャップ＝アニオンギャップ（anion gap：AG）といいます．測定できる陽イオンの代表に Na^+ があります．ほかにも陽イオン（K^+，Mg^+，Ca^+ など）はあるのですが，値が小さいため計算からは除外されます．AGは通常は測定されない陰イオンの総和で，乳酸やヒドロキシ酪酸，アセト酢酸といったケトン体，硫酸などです．よって図にある計算式のように，測定できる陽イオンである Na^+ から陰イオンである Cl^-，HCO_3^- を引くとAGを測定することができます．
- また，測定されない陰イオンの中にはタンパク（アルブミン）も多く含まれます．このタンパクはAGの中の75％を占めています．そのため臨床上，低アルブミン血症はAGの計算には無視できない状態になります．アルブミンが1 g/dL低下するとAGは2.5〜

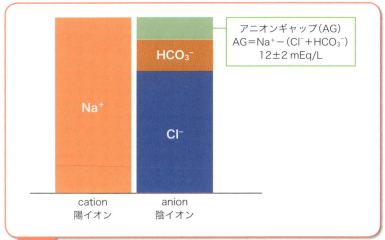

図4 アニオンギャップ

3 mEq/L 低下するとされています．アルブミンが 4 g/dL 以下の場合には，補正して計算する必要があります．

補正 AG＝測定 AG＋（4－実測 ALB）×2.5

- AG，補正 AG の式で計算した AG が増加している場合には，代謝性アシドーシスが存在していることを示しています．しかし，代謝性アシドーシスには AG が増加している場合と正常の場合があるので，代謝性アシドーシス→AG が増加ということにはなりません．AG が増加している場合には，測定されない陰イオンが蓄積し，代謝性アシドーシスを起こしているのです．
- また，AG が正常な場合の代謝性アシドーシスはどのような状態かというと，もともと代謝性アシドーシスは酸の過剰産生にともない血液中の HCO_3^- が消費された場合，HCO_3^- が喪失するのに対し再吸収が障害されて濃度が低下することで起きます．このとき HCO_3^- の低下は Cl^- が補うという形になるので AG は正常値を維持しています．臨床でみられるものとしては，下痢などによる消化管からの腸液の消失によるものがあります．腸液は HCO_3^- を多く含むため，血液中の HCO_3^- の低下を起こします．また，尿細管性のアシドーシスも問題となります．これは尿細管での HCO_3^- の再吸収が障害されることによって起こります．
- AG が増大している場合には，補正 HCO_3^- を計算します．これは，代謝性アシドーシスを改善させた場合，HCO_3^- が正常の範囲に入るかどうかを確認するものです．代謝性アシドーシスと代謝性アルカローシスは同時に混在することがありうるので，これを検証するために計算します．

補正 HCO_3^- ＝（計算した AG－12）＋測定 HCO_3^-

表1 代償の予測範囲と限界値

一次性障害		正常の代償反応	限界値
代謝性アシドーシス		$\Delta PaCO_2 = 1.2 \times \Delta HCO_3^-$ HCO_3^- が 1 mmol/L 低下するごとに $PaCO_2$ は 1.2 mmHg 減少する	$PaCO_2 = 15$ mmHg
代謝性アルカローシス		$\Delta PaCO_2 = 0.7 \times \Delta HCO_3^-$ HCO_3^- が 1 mmol/L 上昇するごとに $PaCO_2$ は 0.7 mmHg 増加する	$PaCO_2 = 60$ mmHg
呼吸性アシドーシス	急性	$\Delta HCO_3^- = 0.1 \times \Delta PaCO_2$ $PaCO_2$ 10 mmHg が上昇するごとに HCO_3^- は 1 mmol/L 増加する	$HCO_3^- = 30$ mEq/L
	慢性	$\Delta HCO_3^- = 0.35 \times \Delta PaCO_2$ $PaCO_2$ 10 mmHg が上昇するごとに HCO_3^- は 3.5 mmol/L 増加する	$HCO_3^- = 42$ mEq/L
呼吸性アルカローシス	急性	$\Delta HCO_3^- = 0.2 \times \Delta PaCO_2$ $PaCO_2$ 10 mmHg が低下するごとに HCO_3^- は 2 mmol/L 減少する	$HCO_3^- = 18$ mEq/L
	慢性	$\Delta HCO_3^- = 0.4 \times \Delta PaCO_2$ $PaCO_2$ 10 mmHg が低下するごとに HCO_3^- は 4 mmol/L 減少する	$HCO_3^- = 12$ mEq/L

（文献[2][3]を参照して作成）

ステップ4：概算式を用いて代償性変化を評価しよう

- 代償性変化が正常反応内か混合性酸塩基平衡障害になっていないかどうか，概算式を用いて評価します．
- 通常は，酸塩基平衡障害にともなって身体はなんとか pH を維持しようとし，代償反応を生じます．たとえば，代謝性アシドーシスであれば呼吸中枢を刺激し，$PaCO_2$ は低下する反応を示します．しかし，代償には限界があり，原発性酸塩基平衡障害がなくならないかぎりは，完全に元の状態には戻りません．そのために 表1 [2][3]を用いて評価していく必要があります．逸脱している場合には，他の酸塩基平衡障害が生じている可能性があります．

[2] 安部紀一郎 他：酸塩基平衡障害の概要．"関連図で理解する体液調節機能学と体液調節障害のしくみ"．日総研出版，pp38-40, 2014

[3] 田中竜馬：代償の目安．"竜馬先生の血液ガス白熱講義 150 分"．中外医学社，pp69-71, 2017

臨床知1　酸塩基平衡障害の分類によって代償反応時間は変わる

肺と腎臓とでは代償の反応速度が異なります．肺では比較的すみやかに行われますが，腎臓での代謝性代償は時間がかかります．つまり代謝性アシドーシスや代謝性アルカローシスが存在しているにもかかわらず，呼吸性代償が始まっていないということは，比較的急性期の状態であることが考えられます 表2 ．

表2 原発性酸塩基平衡障害と代償の反応

	原発性酸塩基平衡障害	代償反応	代償反応時間
呼吸性アシドーシス	$PaCO_2$↑	HCO_3^-↑	時間がかかる
呼吸性アルカローシス	$PaCO_2$↓	HCO_3^-↓	（24時間から5日程度）
代謝性アシドーシス	HCO_3^-↓	$PaCO_2$↓	比較的すみやか
代謝性アルカローシス	HCO_3^-↑	$PaCO_2$↑	（数十分から24時間）

ステップ5：血液ガス分析から最終的な病態生理を理解し，酸塩基平衡障害の原因を探ろう

- ステップ1～4で分析した血液ガスの所見と現病歴，身体所見，検査所見，患者の飲んでいた薬剤など，他のアセスメント項目から酸塩基平衡障害に陥ったのか原因を探っていくことが大切になります．酸塩基平衡障害は1つのみの場合のほかに，2つ以上合併する混合性障害の場合もあります．たとえば酸とアルカリの両方に原因がある場合には，代謝性アシドーシスと代謝性アルカローシスが合併する場合もあります．しかし，呼吸性の酸塩基平衡障害の場合は肺の換気によって調整されていますので，呼吸性アシドーシスと呼吸性アルカローシスは合併しません．

エビデンス1

アスピリン（アセチルサリチル酸）

薬物のなかで酸塩基平衡障害を起こすものとして，アスピリン（アセチルサリチル酸）があります．非ステロイド性抗炎症薬（NSAID）の一つであり，呼吸性アルカローシスと代謝性アシドーシスの混合性酸塩基平衡障害を起こすことがいわれています[4]．

[4] Gabow PA et al：Acid-base disturbances in the salicylate-intoxicated adult. Arch Intern Med 138(10)：1481-4, 1978

臨床知2

ループ利尿薬

利尿薬でもっとも使われているループ利尿薬（フロセミド：ラシックス®）は強力な利尿効果があり，低カリウム血症になることがあります．これは代謝性アシドーシスにつながるので，患者自身が飲んでいた内服薬，現在使用している薬剤は何かなどを確認することは，アセスメントの一つとして考えることができます．

まとめ

- 私たちが酸塩基平衡を理解することは，患者の治療やケアに活かされ役立つことと思います．日々の治療のなかで血液ガスをみている機会がある場合はステップに準じて考え，アセスメントの一つになればと思います．酸塩基平衡障害が起きる可能性を考え，予測していくことが日々のケアのなかでも大切になります．今回の内容から日々の看護ケアの参考になったら幸いです．

参考文献
1) 黒川　清："水・電解質と酸塩基平衡— Step by step で考える"．南江堂，2005
2) 田中竜馬："竜馬先生の血液ガス白熱講義150分"．中外医学社，2017

編集委員からの一口アドバイス

すべての病態生理，疾病には酸塩基平衡の異常が関係しています．
生体の細胞・組織が適切に生命活動をするための内部環境として，血液（細胞外液）は，「pH = 7.40 ± 0.05」と，とても狭い範囲に精密に調節されています．この pH を調節しているのが腎臓と肺です．

肺は CO_2 を排泄し，腎臓は HCO_3^- を産生し酸を排泄している重要な器官です．つまり，酸塩基平衡を理解するためには肺（呼吸）と腎臓の生理機能を知る必要があります．
酸塩基平衡の仕組みを理解することは，臨床における患者の評価（アセスメント）を行うために必須ですので，基本から学ぶことが重要です．

新刊！

エキスパートに学ぶ

補助循環のキホンとトラブルシューティング

- IABP
- PCPS・ECMO
- VAD
- 血液浄化療法

編集　土浦協同病院看護副部長／集中ケア認定看護師　**大槻　勝明**

B5判／本文 192 頁
定価（本体 3,200 円＋税）
ISBN978-4-88378-666-4

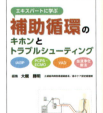

💬「機械のことは臨床工学技士に任せてるから大丈夫！」
　　……いや、そんなことは決してありません！

私たち看護師は，患者の全身状態を看るのと同時に，医療機器が適切に作動しサポートできているのかをアセスメンントする役割も担っています．本書は，苦手意識をもっている人が多いといわれる体外・補助循環機器の管理について，わかりやすく解説します！

総合医学社　〒101-0061　東京都千代田区神田三崎町 1-1-4
TEL 03(3219)2920　FAX 03(3219)0410　http://www.sogo-igaku.co.jp

Ⅰ. 異常（変化）を見つける

出血を疑う検査値
～検査の意味から考えよう生体の変化とベッドサイドケアに活かすための知識～

岐阜県総合医療センター
（集中ケア認定看護師）　金森 貴之

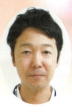

エビデンス & 臨床知

エビデンス
- ☑ 出血＝輸血が必ずしも良いとはかぎらない．
- ☑ 凝固能検査には Ht 値が影響する．

臨床知
- ☑ 出血時の輸液では，体液の分布を理解する．
- ☑ BUN/CRE 比から患者の病態を推測する．
- ☑ 凝固能は難しいけれど，血小板，PT，フィブリノゲンから考える．

はじめに

- 臨床現場では出血を疑う患者は多くいます．出血といっても，その部位や程度，患者自身の体力などにより，症状は多岐にわたります．異常値となる根拠を理解し，身体の中で起こっている現象を知ることで，ケアの幅は大きく広がります．検査値の意味（変化）を理解し，ベッドサイドでの観察やケアに活かしてください．

Ht（ヘマトクリット）と出血

- Ht とは血液中の赤血球の割合（容積）を示すもので，「％」で表されます．Ht の低下は貧血の指標の一つとして用いられますが，出血時にも確認が必要です．出血時には血球と血漿が同等の比率で失われるため，出血＝Ht 低下とはなりません 図1 [1]．急性出血において Ht が出血の程度を示す指標とならないことは，昨今においては周知の事実です．ではなぜ確認が必要なのか，それは循環血液量補充の効果を確認するために必要となるからです．
- 出血により循環血液が失われるとレニン-アンジオテンシン-アルドステロン系が活性化されます．結果，腎臓でのナトリウムと水

[1] 神谷健司：出血性ショック．重症集中ケア 2018 4・5 月号：19, 2018

著者プロフィール（金森貴之）
2003 年 岐阜県立衛生専門学校卒業，同年に岐阜県総合医療センター（旧 県立岐阜病院）に入職，小児循環器科，手術室，救命救急センターを経て現在 PICU 勤務
2017 年 集中ケア認定看護師資格取得
多重課題が常の臨床だからこそ，ゆっくり急いで，冷静に慌てるよう心掛けています

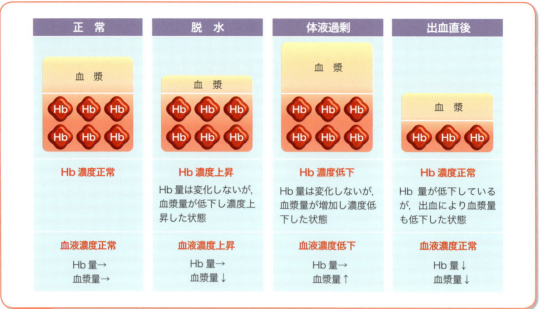

図1 正常・脱水・体液過剰・出血直後の血液濃度変化

の保持が起こり，血漿量が増加するので血液が希釈されて，Htが低下します．この反応は，8〜12時間かけて確立するといわれています．臨床では輸液により希釈された結果を反映してHtの低下が起こることが多いです．

臨床知1　晶質液と膠質液

人間の体液は，体重の60％を占めており，①細胞内40％，②細胞外20％の割合で分布しています．さらに細胞外液は間質液15％，血管内5％の割合となっています．それぞれは体重あたりの割合を示しています[1]．

膠質液（colloid）は血管内に長時間とどまる輸液製剤です．一方，晶質液（crystalloid）は血管内にとどまらない輸液製剤全般を指します．さらに晶質液はNa濃度で規定される張度によって，高張性，等張性，低張性に分類されます．等張性であれば細胞外である血管内と間質に分布します．高張性であれば，細胞内から細胞外への水分移動が起こります．一方で低張性であれば細胞外のみならず，細胞内まで分布します[2]．

余談：Htは後述する凝固能検査に影響を及ぼします．

[1] p510「脱水を疑う検査値」参照．

[2] 大野博司："ICU/CCUの薬の使い方，考え方 ver.2"．中外医学社，pp109-53, 2016

Hb（ヘモグロビン）と出血

● 体内でのHbの重要な働きは，酸素運搬機能に大きく関与してい

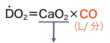

$$\dot{DO}_2 = CaO_2 \times CO$$
(L/分)

ヘモグロビン結合酸素量　　溶存酸素量
$(1.34 \times Hb \times SaO_2/100) + (0.0031 \times PaO_2)$
　(g/dL)　(%)　　　　　　　　　(mmHg)

$\dot{DO}_2$：酸素運搬量（mL/分）
CaO_2：動脈血酸素含量（mL/dL）

図2 $\dot{DO}_2$ と CaO_2

ることです．酸素運搬機能は**図2**に示すとおり，Hbと酸素飽和度，心拍出量がKeyとなります．係数が1.34であるHbが動脈血酸素含量において大きく関与していることがわかります．

- 出血時にHbが著しく低下すると，循環動態に影響を与える可能性が高くなります．患者の病歴や体力など，個人により限界値はバラバラです．
- 「Hbが低値＝輸血開始」とはならないですが，急性出血の場合は7〜8 g/dLで輸血開始の閾値とするともいわれています．冠動脈疾患や虚血リスク，多臓器障害の場合には高めの閾値を考慮します．
- バイタルサインが安定している消化管出血患者（食道静脈瘤破裂を除く）においては，必ずしも輸血がよいという結果ばかりではありません🔍．

🔍 エビデンス1

エビデンス1

消化管出血に対する輸血のエビデンス

4,441人の吐血患者における早期輸血（入院後12時間以内）に関する影響を調査した文献[3]によると，44%の患者が12時間以内に輸血を受けていました．来院時Hb≦8 g/dLの患者では再出血率（23% vs 15%）は早期輸血群で高く，死亡率（13% vs 13%）は変わりありません．来院時Hb>8 g/dLの患者では，再出血率（24% vs 6.7%），死亡率（11% vs 4.3%）ともに早期輸血群で高いものでした．
同じように，上部消化管出血の921人の患者（18歳以上，吐血または経鼻胃管での血液確認）に対して制限輸血群（Hb<7 g/dLで輸血開始）と積極輸血群（Hb<9 g/dLで輸血開始）を比較検討した文献[4]があります．6週間後の生存率は制限輸血群のほうがよかった（95% vs 91%，p＝0.02）という結果です．
バイタルサインが安定している患者への輸血に関しては，Hb

[3] Hearnshaw SA et al：Outcomes following early red blood cell transfusion in acute upper gastrointestinal bleeding. Aliment Pharmacol Ther 32：215-24, 2010
（エビデンスレベルⅡ）

[4] Villanueva C et al：Transfusion strategies for acute upper gastrointestinal bleeding. N Engl J Med 368：11-21, 2013
（エビデンスレベルⅡ）

だけで判断するのは医療者の不安を予防するだけになりそうです．ただし，バイタルサインが安定し，ショックの徴候がないこと，明らかに持続的に大量の出血をしている場合は除かれます．

Hb は酸素供給を考えるうえでは重要ですが，CO や SaO_2 も大切です．血液，心臓，肺の機能をトータルで考え各臓器機能をバランスよく評価することが大切です．

BUN（血中尿素窒素）と CRE（クレアチニン）

- BUN や CRE は，腎機能の評価に用いることが一般的です．糸球体で濾過された尿素窒素はその後，尿細管において 40〜60％が再吸収されます．とくに心不全や，血管内脱水（急性出血も血管内脱水と同じ循環血液量の低下を示す）などで，腎血流が低下した状態では，近位尿細管で水や Na の再吸収が促進され，結果的に BUN も上昇することになります．クレアチニンは集合管で再吸収されますが，BUN の変動が圧倒的に大きいため，BUN/CRE で高値を生じる際には，出血を疑う必要があります．

- 臨床で消化管出血患者の BUN が上昇するのは，なぜでしょう？出血した血液に含まれる赤血球や血漿タンパクが腸内細菌により分解され，アンモニアが生じます．そのアンモニアが尿素窒素となります．糸球体での濾過率を超えた尿素窒素が BUN 上昇という形で反映されるからです．

臨床知 2

BUN/CRE 比の判断

若いスタッフに BUN/CRE 比を確認するように言っています．

BUN/CRE 比 >10〜20 ならば，
①循環血液量の減少として下痢，嘔吐，過度の発汗，心不全，利尿薬，出血性ショック
②尿素窒素産生の亢進として，高タンパク食，アミノ酸輸液，消化管出血，タンパク異化亢進

などを考えるようにします．

BUN/CRE 比 <10 ならば，
妊娠（循環血液量増加），多尿（尿崩症やマンニトール利尿など），低タンパク食，重症肝不全

を疑います．

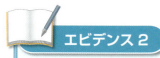

どのような患者さんに消化管出血が多いのか？

Wittingら[5]によると，①黒色便，② BUN/CRE≧30，③年齢＜50歳とありましたが，BUN/CRE異常をきたす疾患は，同時に進行することもあります（脱水とタンパク異化亢進状態，そして出血など）．BUN/CRE比だけでなく，総合的なアセスメントは常に必要だと考えます．

[5] Witting MD et al：ED predictors of upper gastrointestinal tract bleeding in Patients without hematemesis. Am J Emerg Med 24(3)：280-5, 2006

凝固能

- 凝固能の検査というと，APTT（活性化部分トロンボプラスチン時間）やPT（プロトロンビン時間），FDP，フィブリノゲン，血小板，Dダイマーなどを思い浮かべるのではないでしょうか？ DICと関係があるのか，ないのか……難しいと思います．凝固能の評価をするなら，血小板，PT，フィブリノゲンで評価します．

- 凝固とは，傷ついた血管から血液がもれないように蓋をする機能のことです．この機能には一次止血と二次止血が存在します．一次止血とは血小板が集まって蓋をすることです．二次止血とは，一次止血で集まった血小板だけでは止血効果が弱いので，たくさんの凝固因子の働きによりフィブリンが集まって，より強固な止血を行うものです．

- 血小板は循環血液中で約7〜10日の寿命を有します．老化とともに主として脾臓，肝臓にて処理されます．また血小板全体の約1/3は脾臓にプールされています．血小板を輸血した場合，循環血液中には約70％が回収され，30％は脾臓にプールされます．循環血液中の血小板は産生，破壊，分布のバランスにより一定数に保たれていますが，これらのバランスが崩れると，血小板減少をきたします．血小板減少にともなう出血症状は，皮膚粘膜出血が主体であり，筋肉内出血などの深部出血は稀です．血小板減少症は，先天性と後天性に分類されます．後天性は産生低下，破壊亢進，分布異常に分けることができます 表1 ．

- 一次止血を担う血小板の検査というと，臨床では血小板数を思い浮かべるのではないでしょうか？ 末梢血には約15〜35万/μLの血小板が存在し，血小板数が10万/μL以下の場合，血小板減少症とされます．臨床では血小板数5万/μL以下で出血傾向が顕著となります．血小板数の検査は量的異常をみるものです．あくまでも血管内に存在する血小板数をみているので，血小板機能障害の検査ではないことを念頭におかなければなりません．血小板機能障害をまねく可能性があるものとして，看護師は薬剤性のものを見落とさないよう注意が必要です．代表的なものとしては，アスピリン，塩酸チクロピジン，シロスタゾール，非ステロイド

表1　後天性血小板減少症

1．血小板産生低下
- 再生不良性貧血
- 骨髄浸潤（がん，白血病など）
- 放射線，抗がん剤などによる骨髄抑制
- 骨髄異形成症候群

2．血小板破壊・消費の亢進
- 特発性血小板減少性紫斑病，溶血性尿毒症症候群（HUS），播種性血管内凝固症候群（DIC）……など
- 未分画ヘパリン使用
- 抗生物質（ペニシリン，セフェム系，抗結核薬など）
- 非ステロイド性抗炎症薬（NSAIDs）

3．血小板分布異常または希釈
- 脾臓機能亢進症（肝硬変）
- 大量輸血

4．その他
- EDTA依存性偽性血小板減少症

性抗炎症薬（NSAIDs）などが存在します．術前などはとくに見逃さないように注意する必要があります．

- 二次止血には，たくさんの凝固因子が関わります．この凝固因子がⅠ～ⅩⅢ（Ⅵは欠番）までの12種類存在しています．この二次止血までの時間がPTとなります．

- 二次止血はより強固な止血機能であるため，PT時間が延長するということは凝固能が障害されているということになります．二次止血の最大の目的はフィブリンを形成することです．

- フィブリノゲンは凝固因子の第Ⅰ因子になります．フィブリノゲンがフィブリンになるので，凝固能の中心をはたしていることとなります．フィブリンは肝臓で産生されるので，肝機能に異常がある際には，凝固異常をきたす場合があります．フィブリノゲンの正常値は200～400 mg/dLです．

- 二次止血までの時間がPTですが，PTの正常値は11.0～14.0秒です（施設間や参考書によって多少の差異があります）．PT-INRとは，「患者PT（秒）/コントロールPT②（秒）」のことです．1に近い値ほど正常で，数値の上昇は凝固までの時間延長を示します．ワルファリン療法のモニタリングに用います．

② コントロールPTとは正常血漿PTのこと．

臨床知3

Ht値がPT，APTT検査に与える影響

PTとは二次止血までの時間とありますが，二次止血には外因系と内因系とが存在します．外因系とは，破壊された組織成分から発生する凝固です．内因系とは，血管内の凝固因子で起こる凝固です．外因系の凝固時間がPTで示されます．内因系はAPTTで示されます．APTTの正常値は24.0～39.0秒です．FDPやDダイマーは線溶を評価するものになります．線溶とは，凝固過程でできたフィブリンを分解することです．

PTとAPTTの測定値はHt値により変動します．PTやAPTT検査は血漿検体に試薬を添加して，凝固するまでの時間を測定する検査です．Ht値が高い場合は，血球成分が多くなり，相対的に血漿成分が少なくなり，延長します．Htが低い場合は影響がないといわれていますが，エビデンスはありません．

CLSI（米国臨床検査標準協議会，Clinical and Laboratory Standards Institute）のガイドラインでは，Ht値が55％を超える場合は，クエン酸ナトリウム液の量を調整することを推奨しています[6]．患者への採血が2回になることや，正確にクエン酸ナトリウムを調整できるのかなどの問題があり，正確性と迅速性の障害になることが考えられるので，私の病棟では実施していません．

Ht値が上昇する患者のおもなものとして，先天性心疾患のチアノーゼ性疾患が挙げられます．エリスロポエチンの活性により，ヘモグロビンが多くなるためです．

[6] Clinical and Laboratory Standards Institute : Collection, Transport, and processing of blood specimens for testing plasma-based coagulation assays ; approved guideline, fifth edition, H21-A5. CLSI, 2008

便潜血

- 便潜血検査は，便中に存在する血液，すなわち消化管からの出血の有無を検出する検査です．消化管に病変が存在すると，食物の消化・吸収過程で病巣からの組織片や浸出液のほか，出血によりヘモグロビンが便中に取り込まれ，排泄されます．このヘモグロビンを検査するのが，便潜血検査となります．
- 便潜血検査には化学的便潜血検査（化学法）と免疫学的便潜血検査（免疫法）の2種類が存在します．化学法は出血に由来する便中ヘモグロビンを利用した検出法です．この検査は，人間以外のヘモグロビンにも反応するため，食肉や鉄剤，ある種の薬剤と反応し偽陽性を呈することがあります．一方，免疫法は便中のヒト由来のヘモグロビンに特異的に反応を示す検査法で，食事制限の必要はありません．

化学法の利点と欠点

- 化学法の利点は，①安価，②簡便，迅速に検査可能，③上・下部消化管にかかわらず出血を検査可能な点です（上部消化管出血の検出率は免疫法より高い）．
- 欠点としては，偽陽性が多い点で，食事内容や内服している薬剤に注意が必要となります．

免疫法の利点と欠点

- 免疫法の利点は，①ヒト以外のヘモグロビンと反応せず，食事制

限が不要，②上部消化管出血の検出率は低く，下部消化管出血（主として大腸）の検出率が高い点です．わが国では大腸がんの一次スクリーニング法として普及しています[3]．

[3] 上部消化管からの出血の場合，消化液によりヘモグロビンの変性をきたすため，免疫法では変性の影響を受けにくい下部消化管出血の検出率が高くなる．

エビデンス3

免疫法の注意点

大腸がんのスクリーニングに用いられる免疫法ですが，2日法（2日間連続採便）で行うのは，大腸がんからの出血は間欠的といわれているためです[7]．

消化管出血においては，「黒色便＝胃・十二指腸潰瘍出血」，「血便＝下部消化管出血」と考えがちです．しかし，黒色便の90％は，トライツ靱帯より口側の出血によるものですが，口鼻腔，咽頭出血も含まれます．また，小腸出血や右半結腸の出血でも黒色便を呈します．

80人の大量血便の患者の出血部位は74％が結腸病変で，11％が上部消化管だったという報告があります[8]．

単純に「黒色便＝胃・十二指腸潰瘍出血」，「血便＝下部消化管出血」とはいえません．

[7] 厚生省老人保健福祉部老人保健課："老人保健法による大腸がん検診マニュアル"．日本医事新報社，pp21-44, 1992

[8] Jensen DM et al : Diagnosis and treatment of severe hematochezia. The role of Urgent colonoscopy after purge. Gastroenterology 95 : 1569-74, 1988

編集委員からの一口アドバイス

急速に発生する出血では，ヘモグロビン値低下と循環血液量の低下が発生してくることが多いと思います．循環動態から判断すると，循環血液量の15％程度の出血では，軽い末梢血管収縮あるいは頻脈を呈する以外，循環動態にはほとんど変化は生じないといわれています．
ゆっくりと出血している状態では，まったく気がつかないこともあります．
また，15〜30％（25％程度を大量出血といいます）の出血では，頻脈や脈圧の狭小化がみられ，患者は落ち着きがなくなったり，多弁，無口，不安感を訴えるような状況を呈するようになることがあります．さらに，30〜40％の出血では，その症状はより顕著となり，収縮期血圧も大幅に低下，脈圧の大幅な狭小化，精神状態はいっそう不安定となり，錯乱を呈する場合もあります．
循環血液量の40％以上を超えるような出血では，嗜眠傾向となり，生命が危険な状態です．

I. 異常（変化）を見つける

貧血を疑う検査値
～ヘモグロビン値だけみていませんか？～

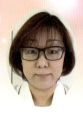

PL病院 HCU
（集中ケア認定看護師）
伊藤 浩美（いとう ひろみ）

エビデンス & 臨床知

エビデンス
- ☑ 貧血は赤血球恒数で分類できる．
- ☑ 貧血で多いのは鉄欠乏性貧血である．
- ☑ 標準的な輸血トリガー値は Hb 7 g/dL である．

臨床知
- ☑ ヘモグロビン濃度は血漿量の影響を受ける．
- ☑ 必要輸血量は全血液量，不足分を計算する．
- ☑ 3日以上 ICU に入室した患者の約 95％に貧血がみとめられる．

はじめに

- 貧血とは，何らかの原因によって赤血球に含まれるヘモグロビン（血色素）の量が減ることです．
- WHO の基準では，成人男性は 13 g/dL 未満，成人女性や小児は 12 g/dL 未満，妊婦や幼児は 11 g/dL 未満と定められています．平成 25 年の厚生労働省の報告によると，日本人において成人男性の 10.9％，成人女性の 17.3％が貧血であることが明らかになっています[1]．
- ヘモグロビンの役割は酸素と結合し全身に酸素を運ぶことです．運ばれた酸素によって細胞でエネルギー（アデノシン三リン酸：ATP）が作られます．貧血があると酸素を運搬できず細胞が酸素不足の状態となり，生命の危機的状態に陥る可能性があります．

[1] 厚生労働省："平成 25 年国民健康・栄養調査報告"．
http://www.mhlw.go.jp/bunya/Kenkou/eiyou/dl/h25-houkoku.pdf
（2018.11.11 参照）

貧血の指標

- 貧血の指標となる検査値として，赤血球数（RBC），ヘマトクリット（Ht），ヘモグロビン濃度（Hb）があります 表1 [2]．RBC は 1 μL あたりの赤血球の数を，Hb は血色素の濃度をみる検査で，

[2] 日本臨床検査医学会ガイドライン作成委員会 編："臨床検査のガイドライン JSLM2012"．
http://jslm.info/GL2012/00-1.pdf
（2018.11.11 参照）

著者プロフィール（伊藤浩美）
PL 病院 HCU 勤務，2017 年 集中ケア認定看護師の資格を取得

表1 RBC, Hb, Htの基準値

	基準値
赤血球数（RBC）男性	$4.1〜5.3×10^6/\mu L$
赤血球数（RBC）女性	$3.8〜4.8×10^6/\mu L$
ヘモグロビン（Hb）男性	14〜18 g/dL
ヘモグロビン（Hb）女性	12〜16 g/dL
ヘマトクリット（Ht）男性	40〜48%
ヘマトクリット（Ht）女性	36〜42%

（文献2より引用）

Htは血液中にある赤血球の容積の割合を示しています．貧血の状態を知るために検査が行われますが，これらの数値は全身状態を把握するうえでも有効であるため，血液一般検査の基本項目として用いられます．

貧血は赤血球恒数で分類できる

● ヘモグロビンの値が低値で貧血をみとめるとき，貧血の種類を知るために行う検査として赤血球恒数2があります．検査値として使われるのはMCV（平均赤血球容積），MCH（平均赤血球ヘモグロビン量），MCHC（平均赤血球ヘモグロビン濃度）があります 表2 表3 ．

小球性貧血（MCV＜80 fL）

● 小球性貧血に分類された場合は，フェリチンの値 表4 を確認し

表2 検査値として使われる赤血球恒数

	基準値	
MCV（平均赤血球容積）	85〜102 fL	Ht/赤血球数×10
MCH（平均赤血球ヘモグロビン量）	28〜34 pg	Hb/赤血球数×10
MCHC（平均赤血球ヘモグロビン濃度）	31〜35%	Hb/Ht×100

表3 MCV（平均赤血球容積）に基づく貧血の分類

小球性貧血（MCV＜80 fL）	正球性貧血（MCV 80〜100 fL）	大球性貧血（MCV＞100 fL）
●鉄欠乏性貧血	●急性出血	●巨赤芽球性貧血（ビタミンB$_{12}$，葉酸欠乏）
●二次性貧血（炎症性疾患，悪性腫瘍に伴うもの）	●溶血性貧血	●アルコール性肝疾患
●サラセミア	●再生不良性貧血	●急性出血の回復期
●鉄芽球性貧血	●二次性貧血（肝疾患，腎性貧血など）	●骨髄異形成症候群
	●骨髄疾患（白血病，悪性リンパ腫，骨髄異形成症候群）	

（文献2を参照して作成）

表4 フェリチン，Fe，TIBC の基準値

フェリチン	男性：30～300 ng/mL 女性：10～120 ng/mL
Fe（血清鉄）	男性：54～200 μg/dL 女性：48～154 μg/dL
TIBC（総鉄結合能）	男性：253～365 μg/dL 女性：246～410 μg/dL

（文献2を参照して作成）

て貧血の分類を進めていきます．
- フェリチンの低下をみとめた場合には，鉄欠乏性貧血と判断できます．フェリチンの低下をみとめない場合には，血清鉄の値を確認します．血清鉄の低下がある場合は二次性貧血，低下をみとめない場合はサラセミア①や鉄芽球性貧血の可能性を考えます．

① サラセミア：
先天性小球性溶血性貧血の一群．ヘモグロビンを合成できない疾病．

1. 鉄欠乏性貧血
- 小球性貧血をきたす代表的な疾患で，鉄の欠乏によって赤芽球のヘモグロビン合成が低下する状態です．
- 鉄欠乏性貧血をきたす際は，まず血清フェリチンが減少し次いで血清鉄が減少します．鉄剤を投与するとまず血清鉄が上昇し，次いで血清フェリチンが上昇するため，治療は血清フェリチンが回復するまで続ける必要があります．

エビデンス 1

鉄欠乏性貧血の頻度と原因

一般に若年～中年女性に多く，貧血のなかではもっとも頻度が高く貧血の 2/3 を占め臨床上重要となります[3]．
原因は，男女共通のものでは慢性消化管出血，痔出血などが多く，女性特有のものでは，子宮筋腫などによる性器出血や過多月経などが多いと考えられます．
中高年男性や閉経後女性の鉄欠乏性貧血では，悪性腫瘍による消化管出血を精査することが重要です．

2. 二次性貧血
- 血液疾患以外の基礎疾患に続発した貧血をいいます 表5 [3]．二次性貧血のなかでも慢性感染症，膠原病，悪性腫瘍によるものを「慢性疾患にともなう貧血（anemia of chronic disease：ACD）」，腎疾患によるものを「腎性貧血」といいます．また原因によっては正球性を示すものもあります．

[3] 河合佑亮：貧血．"看護アセスメントにつながる検査データの見かた" 山中克郎他編．照林社，pp120-2, 2016

正球性貧血（MCV 80～100 fL）
- この分類であった場合は，出血性の貧血を検索する必要がありま

表5　二次性貧血

慢性感染症・炎症性疾患	結核・亜急性細菌性心内膜炎・敗血症など
膠原病	関節リウマチ・SLEなど
悪性腫瘍	とくに消化管のがん・婦人科系のがんなど
腎疾患	慢性腎不全・透析患者など
肝疾患	肝硬変・慢性肝炎・肝細胞がんなど
内分泌疾患	甲状腺機能低下症・アジソン病など

（文献3を参照して作成）

す．急性貧血は緊急性が高く，対応が遅れることで重症化する可能性があります．消化管出血の有無などの臨床所見が確認できなければ，網赤血球数を確認します．網赤血球数は溶血による赤血球減少が起きた場合，赤芽球優位過形成が起こり上昇するためです．

1．溶血性貧血

- 溶血性貧血とは，何らかの原因により赤血球の破壊が亢進し（溶血），貧血をきたした疾患の総称です．溶血性貧血には，赤血球が循環血液中で破壊される血管内溶血と，脾臓などの網内系で破壊される血管外溶血があります．どちらにも共通するデータ異常は，網赤血球数の上昇のほかに，LDH，ASTの上昇や間接ビリルビンの上昇などがあり，血管内溶血に特有の所見はヘモグロビン尿やヘモジデリン尿などがあります．

2．再生不良性貧血

- 骨髄における造血幹細胞レベルの障害によって起こる汎血球減少症です．確定診断には骨髄検査が必須です．骨髄の低形成と末梢血中の赤血球，白血球，血小板の3系統における血球減少が起こります．

大球性貧血（MCV＞100 fL）

- MCV＞110 fLの場合には巨赤芽球性貧血（ビタミンB_{12}欠乏，葉酸欠乏など）や骨髄異形成症候群を疑います．巨赤芽球性貧血はDNA合成障害に基づく核の成熟障害，無効造血が特徴です．葉酸欠乏症は貧血症状と消化器症状がみられ，ビタミンB_{12}欠乏症ではさらに神経症状が加わります．原因は自己免疫が関与する胃粘膜萎縮による貧血（悪性貧血）と胃全摘によるものが大部分を占めます．骨髄異形成症候群の診断には骨髄検査が必要で，血球形態の異常と染色体異常により診断や予後などがわかります．

貧血の症状

- 貧血の症状には組織の酸素欠乏に基づく症状と，それを補うため

表6　貧血の症状

脳	心筋	骨格筋	末梢血管収縮	酸素欠乏の代償
●頭痛 ●めまい ●失神発作 ●耳鳴り	●狭心症	●易疲労感 ●倦怠感・脱力感	●顔色不良 ●眼瞼粘膜蒼白	●息切れ ●動悸 ●頻脈 ●心拡大 ●収縮期心雑音

（文献3を参照して作成）

の生体の代償作用に基づく症状および赤血球の減少による症状があります 表6 ．これらの症状は，貧血の経過や基礎疾患，年齢によって影響されます．慢性に経過する貧血は，短時間で生じる貧血（多量の出血など）に比べて症状は現れにくく，これは慢性に経過していく過程でさまざまな代償作用が働くためです．

● また，チアノーゼは還元ヘモグロビン 5 g/dL 以上で出現するため，貧血ではヘモグロビン総量が減少しており現れにくいです．

臨床知1　ヘモグロビン濃度と血漿量

血漿量が変わるとヘモグロビン濃度も影響を受けます．脱水や体液量過剰で血漿量が変化すると影響を受け，みかけの値をとるので注意が必要です②．出血直後では血球，血漿が同程度失われるため，たとえ大量出血であっても検査ではヘモグロビン濃度が正常値を示します 表7 ．

② p573「出血を疑う検査値」参照．

表7　血漿量の変化の影響

脱水	みかけ上 Hb 濃度が上昇するが実際の Hb 量は増えていない
体液過剰	みかけ上 Hb 濃度が低下するが実際の Hb 量は減っていない
出血直後	みかけ上 Hb 濃度が正常であるが実際の Hb 量は減っている

（文献3を参照して作成）

エビデンス2

標準的な輸血トリガー値は Hb 7 g/dL

貧血に対しては，まず貧血の原因となっているものへの対処が基本となりますが，対処が困難か，あるいはすぐには効果が期待できない場合には，対症療法として赤血球製剤の輸血を実施する場合があります．

輸血を実施すれば Hb の増加により貧血の症状が改善しますが，輸血には感染症や免疫反応などの副作用のリスクがある

> ため，血液製剤の適正な使用に努めなければなりません．血液製剤の安全性に関する情報収集および提供に努め，インフォームド・コンセントの形成，使用記録の作成と保存が求められています．
>
> 標準的な輸血トリガー値は Hb 7 g/dL [4]で，急性出血に対しては，循環血液量，全身状態を把握したうえで，Hb 6～10 g/dL の範囲で適切な輸血を行う必要があります．Hb 7～8 g/dL であれば酸素供給能は十分と考えられますが，冠動脈疾患，肺疾患，脳疾患では Hb 10 g/dL 程度に維持することが推奨されています．

[4] 日本輸血・細胞治療学会："科学的根拠に基づいた赤血球製剤の使用ガイドライン"．
http://yuketsu.jstmct.or.jp/wp-content/uploads/2016/10/67dbe473f17b5f9392fdbae840b65920.pdf （2018.12 参照）

● 表8 に赤血球製剤の Hb 含有量を示します．1 単位は血液 200 mL から作られます（実際の容量は 140 mL となる）．ドナーの Hb は 14～15 g/dL とすれば，Hb 28～30 g が含まれていると考えられます．

表8　赤血球液バッグ内のヘモグロビン量（赤血球 M・A・P の成分含量）

	ヘモグロビン濃度（g/dL）	容量（mL）	ヘモグロビン量（g/bag）
RC－M・A・P200（n=88）	17.4±1.0	129.2±7.9	22.5±2.5
RC－M・A・P400（n=57）	18.6±0.8	266.0±18.4	49.5±5.5

（文献5より引用）

[5] 日本赤十字社　北海道赤十字血液センター「赤血球製剤輸血後の Hb 増加を予測するにはどうすればよいのですか？」
https://www.bs.jrc.or.jp/hkd/hokkaido/special/m6_06_05_09_00000159.html （2019.1 参照）

臨床知2　必要輸血量と出血量の計算

①必要輸血量の目安

体重 60 kg の人に RBC を輸血した場合を例に考えてみましょう．
Hb 7 g/dL の患者を 10 g/dL まで上昇させたいとき，輸血は何単位入れればよいでしょうか？

解答）全血液量は 60×0.07＝4.2 L＝4,200 mL＝42 dL
全血液量の Hb は 42×7＝294 g
Hb を 10 g/dL にするには 42×10＝420 g にしたい
420－294＝126 g 足りない
RBC 1 単位は Hb 28 g なので，126÷28＝4.5
<u>答えは 4.5 単位</u>

②ヘマトクリット値の変化で出血量を求める方法

出血量＝循環血液量×(Ht（術前）－Ht（術後))/Ht（術前）

臨床知 3

ICU，HCUにおける貧血の原因

3日以上ICUに入室した患者の約95%に貧血がみとめられます．

【おもな原因】

①**検査のための頻繁な採血**

ICU患者の24時間の平均採血量は41.1 mLであり，他の入院患者の4倍以上に達します．頻繁な採血の継続は赤血球の喪失だけではなく，造血に必要な鉄の喪失もまねき貧血を進行させます．

②**全身性炎症**

ヘプシジン[3]過剰による鉄再利用障害が原因と考えられています．ヘプシジンは，インターロイキン（IL）-6などの炎症性サイトカインに反応し，肝細胞から産生されます．それにより十二指腸粘膜上皮からの鉄の吸収を障害し，マクロファージからの鉄の放出障害，骨髄の赤芽球での鉄の利用障害が起こります．

[3] ヘプシジン：
生体に炎症が起こる機序としてもっとも頻度が高く重要なものは感染症である．細菌はその生存，増殖に鉄が必須であり，これまでに鉄過剰状態において細菌感染症の増悪，遷延が起こることが知られている．そのために生体は防御反応としてヘプシジンを分泌し鉄利用サイクルの抑制を行う．細菌感染に対する防御や組織毒性の防止に有効と考えられる．しかし，炎症が長期となり鉄の吸収，再利用の抑制が持続した場合，慢性炎症にともなう貧血が発症する．

参考文献

1）山野泰彦 他：血液検査．"ケアに生かす検査値ガイド"西崎祐史 他編．照林社，pp54-67，2018
2）平岡栄治 他：赤血球の生理および貧血の対応．"重症患者管理マニュアル"平岡栄治 他編．メディカル・サイエンス・インターナショナル，pp469-75，2018

編集委員からの一口アドバイス

貧血は輸血によりヘモグロビン値を是正することは可能ですが，まずは貧血がなぜ生じているのか，その背景をアセスメントする必要があります．
ということで，貧血をみたら原因を推定すること．そのうえで，理由ない輸血や鉄剤投与は避けることも大切ですね．
本文を前提にコメントすれば，「ヘモグロビン値が7g/dLを下回るようならば輸血をしたほうがよい」，また「目標値は7～9 g/dL程度」でしょうか．一方，参考ですが，心疾患を有する患者に対するヘモグロビン値の目標値も，低めのほうがよいというデータが出てきていることも追記しておきます．

コラム　電解質異常④

カルシウム濃度異常
~カルシウムの値をみる前に知っておきたいこと~

橋本裕子
はしもとひろこ

岸和田徳洲会病院
（集中ケア認定看護師）

聖隷クリストファー看護大学卒業後，兵庫医科大学病院外科病棟勤務，医療法人住友別子病院ICU勤務を経て，医療法人徳洲会 岸和田徳洲会病院ICU勤務，現在，岸和田徳洲会病院救急病棟・救急ICU勤務
2017年 集中ケア認定看護師取得

はじめに

- カルシウム（Ca）は筋収縮，神経伝導，ホルモン分泌，血液凝固，酵素活性の調節など多岐にわたります．カルシウムはすべての生命活動の中心的役割をはたしているため，重度のカルシウム異常は，生命に関わるおそれがあります．

血清Ca基準値：8.6～10.2 mg/dL
Ca^{2+}基準値：1.15～1.33 mmol/L（4.6～5.3 mg/dL）

[1] 日本臨床検査医学会包括医療検討委員会，厚生労働省 編："臨床検査のガイドライン 2005/2006"（JSLM2005/2006）．日本臨床検査医学会，2005

総カルシウムとイオン化カルシウム（Ca^{2+}）

- 血液中のカルシウムは3種類の状態で存在しています．カルシウムの約半分は生理的に活性をもつCa^{2+}ですが，残り2種類は生物学的に不活性な結合型カルシウムです．不活性な結合型カルシウムのうち80％はアルブミンと結合し，残りは陰イオンと結合しています．通常，血液検査で用いられているカルシウム測定は，3種類すべてのカルシウムの総量を測定したものです．**Ca^{2+}は基準値以内であっても，低アルブミン血症により，見かけ上，低カルシウム血症**となることがあります．

[2] 日本透析医学会：慢性腎臓病に伴う骨・ミネラル代謝異常の診療ガイドライン．透析会誌 4545（4）：301-56, 2012
https://www.jsdt.or.jp/tools/file/download.cgi/1336/慢性腎臓病に伴う骨・ミネラル代謝異常の診療ガイドライン+.pdf（2018.11.1 参照）
※本事項に関するステートメントの推奨度は2「弱い（望ましい）」，エビデンスレベルはD（最も低い）とされている．

エビデンス1

エビデンス1

Ca濃度計算の補正

日本臨床検査医学会ガイドライン，日本透析医学会ガイドラインにおいて，「アルブミン値によって血清Ca濃度が変動するので低アルブミン血症の場合は以下の式を用いて補正する必要がある」[1][2]と述べられています．

　補正Ca濃度（mg/dL）＝
　実測Ca濃度（mg/dL）＋4－血清アルブミン（g/dL）
〔Payneの式〕

ただし，この式はカルシウム代謝異常をともなわない肝疾患患者などを対象として検討された補正式であり，補正Ca濃度とCa^{2+}が相関しないこともあります．可能であれば，Ca^{2+}の測定がもっとも望ましいと考えられます．

編集委員からの一口アドバイス

Ca代謝異常が併発する慢性腎臓病の患者では，Ca値は治療によっても大きな修飾を受けることがあります．また，生命予後とも相関することが明らかとなっており，厳格なコントロールが求められます．
一方，アルブミン値との関係では，低値だけではなく高値の際にも補正が必要という認識が一般的であるべしという見解も示されています．

低カルシウム血症

血清 Ca ＜ 8.5 mg/dL，Ca^{2+} ＜ 4.6 mg/dL

- 補正 Ca 濃度＜ 7 mg/dL あるいは Ca^{2+} ＜ 2.8 mg/dL の場合には，神経筋症状を呈することが多く，この場合は緊急治療を要します．

低カルシウム血症の原因

- **腎不全**：糸球体濾過量（GFR）が約 60 mL/分未満になると，腎での活性型ビタミンDの産生が低下します．
- **ビタミンD欠乏症**：活性型ビタミンDには，腸管からの Ca 吸収を促すとともに，腎からの排出を抑え，骨から血中に Ca を移行させる作用があります．
- **低マグネシウム血症**：PTH 分泌が低下することで，骨・腎への PTH 作用の低下が起こります．
- **副甲状腺機能低下症**：副甲状腺は Ca^{2+} センサの機能があり，血中の Ca^{2+} 濃度を感知してコントロールする役割があります．
- **膵炎**：低カルシウム血症の存在は，膵炎の予後を悪化させるとの報告がありますが，致死率との相関は証明されていません．
- **敗血症**：ICU における低カルシウム血症の主要因の一つですが，その機序は不明です．
- **アルカローシス**：カルシウムのアルブミン結合が促進されるので，Ca^{2+} は低下します（血清 Ca は不変）．
- **薬剤**：
  - ループ利尿薬：ナトリウム，カリウム，クロールの再吸収を阻害．またこれらのイオン喪失により，尿細管細胞間を通してカルシウム，マグネシウムの再吸収も減少します．
  - Ca キレート（クエン酸，ホスカルネット），ビタミンD欠乏あるいは抵抗性を惹起する薬剤（フェニトイン，フェノバルビタールなど）
  - 骨吸収阻害薬

低カルシウム血症の症状

- 知覚異常，手指・口唇のしびれ，筋攣縮，**テタニー（トルソー徴候・クボスティック徴候**，急な腹痛や下痢，過換気症候群，不安，イライラ感，パニック障害がみられます． 　臨床知1
- 緊急性を要するのはテタニーにより呼吸困難や喘鳴をともなう喉頭けいれん，気管攣縮が生じた場合で，これを低カルシウム血症性クリーゼといいます．この症状は喘息と類似しているため，注意が必要です．
- カルシウム濃度が正常の 50％に下がると，多くの末梢神経で自発性の放電が生じ，筋の過剰な収縮を起こします．中枢神経では，

血液脳関門が存在するため，末梢神経に比べると低 Ca^{2+} 血症の影響は受けにくいですが，神経細胞の興奮性は上昇すると考えられており，臨床的には，てんかん発作のほか，不安，情緒不安定，集中困難などの多彩な精神症状がみられます．また，カルシウムチャネルが開きにくくなるため，心電図ではQT延長（ST延長が特徴）をみとめます 図1 ．QTの延長は致死性の心室性不整脈をきたすことがあるため，注意が必要です．

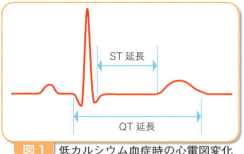

図1 低カルシウム血症時の心電図変化

臨床知 1　低カルシウム血症の臨床徴候は本当に有効か !?

トルソー徴候：収縮期血圧以上に血圧計のカフ圧を3分間上げたときにみとめる手の痙縮（親指の内転，中手指節関節の屈曲，指節間関節の伸展，手関節の屈曲）．
→感度が低く，低カルシウム血症患者の30%にはみられません[1]．

クボスティック徴候：耳前方で顔面を軽く叩くことにより誘発される同側の顔面筋の収縮．
→特異度が低い．健常人においても，25%に観察されます[1]．

高カルシウム血症

血清 Ca ＜ 10.2 mg/dL，Ca^{2+} ＜ 5.3 mg/dL

高カルシウム血症の原因

- 悪性腫瘍
- 原発性副甲状腺機能亢進症
- 甲状腺機能亢進症
- 薬剤：
  - サイアザイド系利尿薬：カルシウム排泄を抑制します．
  - 抗けいれん薬およびリファンピシンなどの薬剤：ビタミンDの代謝を変化させます．
  - リチウム製剤：甲状腺機能障害の副作用のリスクがあります．
- 不動：とくにリスクのある患者の長期床上絶対安静が，骨吸収の加速による高カルシウム血症をもたらす可能性があります．床上安静開始後数日から数週間で発症する可能性があります．
- アシドーシス：Caのアルブミン結合が阻害されるため，Ca^{2+} が

上昇します．pH が 0.1 減少すると，Ca^{2+} は 0.05 mmol/L 上昇します．

高カルシウム血症の症状

- 口渇，多尿，食欲低下，悪心・嘔吐，脱水，筋力低下，不眠，腎機能低下がみられます．
- Ca 10.2 〜 12 mg/dL：無症候であることが多い
- Ca ＞ 12 mg/dL（Ca^{2+} ＞ 3.0 mmol/L）：上記症状出現
- Ca ＞ 14 mg/dL（Ca^{2+} ＞ 3.5 mmol/L）：心電図で QT 間隔の短縮（T 波の幅は変化しないため，ST がわかりにくくなる 図1 ）
- Ca ＞ 18 mg/dL（Ca^{2+} ＞ 4.5 mmol/L）：ショックや腎不全が生じる場合があり，死に至る可能性

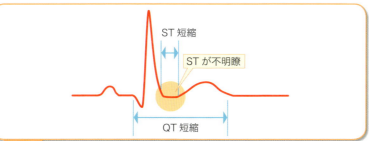

図2 高カルシウム血症時の心電図変化

臨床知 2　悪性腫瘍にともなう高カルシウム血症に注意

「高 Ca 血症の原因としては外来患者では原発性副甲状腺機能亢進症，入院患者では悪性腫瘍に伴うものが最も多く，両者で高 Ca 血症の原因の約 90％を占める」[1]といわれています．

高カルシウム血症の症状は，非特異的であり，とくに進行性のがんの場合には，全身状態が悪いため，高カルシウム血症の症状が気づかれにくいということもあります．悪性腫瘍にともなう高カルシウム血症では，脱水・腎機能不全などによる悪循環が加わって，数日間のうちにカルシウム濃度が倍以上に上昇することもあるため，注意する必要があります[2]．

参考文献

1) Payne RB et al：Interpretation of serum calcium in patients with abnormal serum proteins．Br Med J 4（5893）：643-6，1973
2) Guyton AC et al："Textbook of Medical Physiology, 9th edition"．WB Saunders，Philadelphia，1996（早川弘一 監訳："ガイトン臨床生理学"．医学書院，1999）
3) Paul L. Marino 著／稲田英一 監訳："The ICU Book 第 4 版"．メディカル・サイエンス・インターナショナル，pp573-6，2015

コラム　電解質異常⑤

マグネシウム濃度異常
～気にかけて!!　Mgの値～

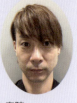

村田安隆

静岡市立清水病院
（主任看護師，
集中ケア認定看護師）

2004年　静岡市立清水病院に入職
2017年　集中ケア認定看護師資格取得

患者の病態理解に検査値は欠かせないものです．細胞レベルで対象理解ができるよう日々意識しましょう．

マグネシウムの役割と分布

- マグネシウムは，カリウム，ナトリウム，カルシウムなどと比較し，目立たない印象がある電解質です．
- マグネシウムは，体内でのタンパク質合成・神経伝達・細胞内の核酸調整などの役割があります．なかでも，生体内のエネルギー利用においてもっとも重要な要素の一つです．Na^+/K^+ ATPaseによる細胞膜内外の電位勾配の維持に関わり，平滑筋細胞内カルシウム濃度の調節，心臓の収縮性と末梢血管トーヌスの調整で重要な働きをしています．
- 成人の生体内には20～28gのマグネシウムが存在します．そのうち，約60％が骨中，約40％が筋・軟部組織内に，約0.3％が血漿内に存在しています．

マグネシウムの摂取・吸収

- マグネシウムの1日の摂取量は200 mg前後であり，この30～50％が小腸で吸収され細胞外液に移行します．吸収率は，ビタミンD，副甲状腺ホルモンで高まり，食事中の脂肪摂取により低下します．

低マグネシウム血症

- 低マグネシウム血症がみられる病態は，腎臓でのマグネシウム再吸収が抑制されている場合か，長期にわたる食事中のマグネシウムが低下しているためにマグネシウム欠乏症が起こっている場合にみられます．
- マグネシウムは細胞内に多く存在しているので，身体全体でのマグネシウム含有量が減ってきていても，血中のマグネシウム濃度が明らかに低下することは多くありません．
- 尿細管のマグネシウム再吸収率が低下する病態としては，シスプラチンなどによる腎障害や，アルコール依存が知られています表1．このようなときには，尿中マグネシウム排泄をみてみましょう．腎機能が正常ならばマグネシウム欠乏の際には，尿中排泄は低下しているはずです．さらに，点滴でマグネシウムを負荷してみて，負荷したマグネシウムの70％以下しか排泄されなけ

表1	低マグネシウム血症の原因

1. 細胞外液量増加
2. 糸球体濾過量増加
3. 薬剤（利尿薬，ジギタリス，シスプラチン，シクロスポリンなど）
4. 高カルシウム血症
5. ホルモン作用（成長ホルモン，甲状腺ホルモン，鉱質ステロイド，インスリン，カルシトニン）
6. アルコール依存症
7. 下痢症

れば，たとえ血中濃度が下がっていなくてもマグネシウム欠乏があると判断できます．

低カルシウム血症のときにマグネシウム濃度を確認

- カリウムの細胞内取り込みは，Na^+/K^+ ATPaseにより能動的に行われています．その働きに関連しているのがマグネシウムであり，機能を正常に保つのにマグネシウムは欠かせません．
- さらに具体的に述べると，腎臓ではマグネシウムによりカリウム排泄を調整しています．マグネシウムが欠乏すると尿中へのカリウム排泄が増えてしまいます．そのため，カリウムの補正をしても低マグネシウム血症を改善させなければいけません．低カリウム血症の症例では，マグネシウムの値を確認し，必要に応じてマグネシウムの補正を検討しましょう．

高マグネシウム血症

- 高マグネシウム血症は，急激にマグネシウムを負荷した場合，または腎機能障害による腎臓からのマグネシウム排泄不全が原因で起こります．腎不全の人にマグネシウムを含む薬剤を長期に投与しないよう注意しましょう．

マグネシウム濃度異常の臨床症状

- 低マグネシウム血症では，頻脈，不整脈，振戦，テタニー，筋力低下以外に，虚血性心疾患などの血管障害も誘発することがあるので，注意が必要です．
- 高マグネシウム血症は無症状なことが多いですが，血清マグネシウム濃度が4.8 mg/dLを超えると，悪心，嘔吐，食欲不振，徐脈，起立性低血圧，傾眠，低カルシウム血症をみとめます．また血清マグネシウム濃度が12 mg/dL以上となる場合，四肢麻痺や心停止を起こす危険性が高まります．

おわりに

- マグネシウムは，ナトリウムやカリウムなどの陰に隠れることが多い電解質です．しかし，本文でも述べたようにマグネシウムはATPからのエネルギー放出に必要であり，興奮性細胞膜の電位伝達に必要なNa^+/K^+ ATPaseの活動の維持に必須な電解質です．したがって，私たちがふだん考えている以上に，マグネシウム濃度に着目し注意をはらっていく必要があるということです．

参考文献

1) Noronha JL, et al：Magnesium in critical illness: metabolism, Assessment, and treatment. Intensive Care Med 28：667-79, 2002
2) Martin KJ et al：Clinical consequences and management of hypomagnesemia. J Am Soc Nephrol 20：2291-5, 2009
3) Altura BT et al：A method for distinguishing ionized, complexed and protein-bound Mg in normal and diseased subjects. Scand J Clin Lab Invest Suppl 217：83-7, 1994
4) 黒川 清："水・電解質と酸塩基平衡"．南江堂，pp106-17, 1996
5) 高久史麿 監："臨床検査データブック 2013-2014"．医学書院，pp207-8, 2013

便秘薬の酸化マグネシウムによる死亡症例の報告があります．
酸化マグネシウムは塩類下剤で，習慣性もないため慢性便秘症によく使われます．
長期投与により血中のマグネシウム濃度が異常に高くなる高マグネシウム血症を起こすことがあり，そのため，呼吸抑制，意識障害，不整脈，心停止に至ることもあります．

厚生労働省は，以下のような発信をしています．

本剤の投与により，高マグネシウム血症があらわれることがある．特に，便秘症の患者では，腎機能が正常な場合や通常用量以下の投与であっても，重篤な転帰をたどる例が報告されているので，以下の点に留意すること．

(1) 必要最小限の使用にとどめること．
(2) 長期投与又は高齢者へ投与する場合には定期的に血清マグネシウム濃度を測定するなど特に注意すること．
(3) 嘔吐，徐脈，筋力低下，傾眠等の症状があらわれた場合には，服用を中止し，直ちに受診するよう患者に指導すること．

[高齢者への投与] については，以下のように発信されています．

高齢者では，高マグネシウム血症を起こし，重篤な転帰をたどる例が報告されているので，投与量を減量するとともに定期的に血清マグネシウム濃度を測定するなど観察を十分に行い，慎重に投与すること．

Ⅱ. 疾患別検査値のみかた

- **ACSの検査値はここをみる**
  〜ACS所見を見逃さない！ 適切な評価と治療で，生命の危機から患者を守れ〜　　597

- **AKIの検査値はここをみる**
  〜異常のサインを見逃さないために〜　　613

- **肝疾患の検査値はここをみる**
  〜「沈黙の臓器」を検査値からアセスメント〜　　622

- **急性胆管炎の検査値はここをみる**
  〜最新ガイドラインから臨床に活かすポイントを読み解く〜　　631

- **糖尿病の検査値はここをみる**
  〜臨床症状と合併症を含めた観察の重要性〜　　639

  コラム
  - 尿検査でわかる異常〜AKIを早期に発見したい！ 尿中バイオマーカーの可能性〜　　648
  - 結核患者増加：結核検査について正しく理解する
    〜結核は身近な感染症!? 出合ったときのために〜　　651

好評発売中！

はじめて学ぶケーススタディ

― 書き方のキホンから 発表のコツまで ―

編著：國澤 尚子

「明日からケーススタディが書ける」をコンセプトに，考え方から，書き方，発表までを，ポイントを絞って解説．実例紹介では，添削指導や講評を掲載し，学習効果を高めます．

ISBN978-4-88378-643-5

B5判　144頁
定価（本体1,800円＋税）

査読者が教える

看護研究論文の採用されるコツ30

ISBN978-4-88378-893-4

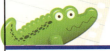

高島 尚美　関東学院大学看護学部教授

Contents
Chapter 1　論文を書くための準備の必要性
Chapter 2　論文を書く
Chapter 3　論文を投稿し査読を受ける
Chapter 4　査読者の目線で論文を推敲（クリティーク）してみよう

- 論文が採用されるには何が必要か？
- 査読者はどんなところを見ているのか？
- 採用されるための30のコツを紹介！
- 論文クリティークチェックリスト付き

A5判・2色刷96頁　定価（本体1,500円＋税）

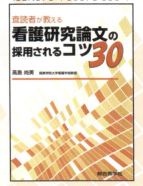

総合医学社　〒101-0061　東京都千代田区神田三崎町1-1-4
TEL 03(3219)2920　FAX 03(3219)0410　http://www.sogo-igaku.co.jp

Ⅱ. 疾患別検査値のみかた

ACSの検査値はここをみる
～ACS所見を見逃さない！ 適切な評価と治療で，生命の危機から患者を守れ～

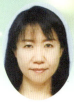

心臓血管研究所付属病院
ICU病棟（主任，集中ケア認定看護師） 小林 純子

エビデンス＆臨床知

エビデンス

- ☑ STEMIは貫壁性虚血でありST上昇をみとめ，医療機関到着から10分以内で初期評価を行い，「DBT 90分」の達成が推奨される．
- ☑ ST上昇をみとめないものはNSTE-ACS（NSTEMI・UA）に分類され，発症原因やリスクにより適切な治療法を選択する．
- ☑ 虚血が心内膜下にとどまる非貫壁性虚血と，虚血が心内膜から心外膜にかけて全層性に及ぶ貫壁性虚血がある．
- ☑ ST上昇は変化が現れる誘導が虚血の部位を示すが，ST下降は変化が現れる誘導が虚血の部位を示すわけではなく，「非貫壁性虚血」と「貫壁性虚血による対側性変化」のST下降がある．
- ☑ ST下降は軽度0.05 mV（0.5 mm）であっても予後不良の強力な予測因子である．
- ☑ aV_RのST上昇は，重症冠動脈病変（左主幹部・下行近位部病変や多枝病変）を示す所見で，広範囲な虚血と強力な予後不良の予測因子であり，非貫壁性虚血でも貫壁性虚血でもSTは上昇する．
- ☑ 胸痛と新規脚ブロックを呈した症例はACSを疑い精査する．
- ☑ 右室梗塞合併を疑う下壁梗塞は右胸部誘導心電図を確認，後壁梗塞を疑う場合は背側部誘導心電図を確認する．
- ☑ 急性冠症候群を疑う全患者でクレアチンキナーゼ・心筋トロポニンを測定する．ACSの早期診断には高感度心筋トロポニンT・I測定が有用で，予後予測因子である．

臨床知

- ☑ NSTE-ACSは緊急性がないと診断された場合でも，心筋の虚血が進行することも考えられ，継続した心筋虚血のアセスメントが重要である．
- ☑ 心筋バイオマーカーと心電図は経時的変化があり，発症初期ではACSの典型的な所見を示さず重要な変化を見逃す場合があるため，初期評価後も経時的に確認する必要がある．
- ☑ ACSにおける虚血の心電図変化の所見はST-Tだけではなく，ST-T以外の波形も確認する．
- ☑ 心電図はST上昇から探すと，ST下降の鑑別がつきやすい．

著者プロフィール（小林純子）
看護師資格取得後，国立国際医療センターICU・CCU，循環器病棟，呼吸器病棟勤務を経て現職
2010年3学会合同呼吸療法認定士取得，2017年集中ケア認定看護師資格取得
今回の執筆を通して，日頃何気なく行っていた行動とエビデンスのつながりに気づくことができました．ACSの心電図は必ず典型的な所見を示すとはかぎりません．今回は心電図と心筋バイオマーカーだけでしたが，ACSには他の検査データも含め総合的な診断も重要だと思いました．

はじめに

- ACS（急性冠症候群）は，冠動脈プラークの破綻と血栓形成が原因で，冠動脈の閉塞や高度狭窄をひき起こす病態です 図1．
- 経皮的冠動脈形成術（以後，PCI）やCCUの普及により，1970年代～1980年代に20％程度だった急性心筋梗塞の急性期死亡率は，2000年代に入り7％前後に低下しました．しかし，女性と重症心不全合併症例の院内死亡率は高い傾向です．ACSでは心筋の救済が重要であり，適切な早期評価と治療が求められます．

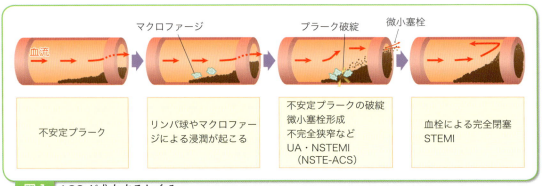

図1 ACSが成立するしくみ

ST上昇型心筋梗塞（STEMI）

- STEMIは貫壁性虚血で心筋が壊死し心筋障害が起きます．心筋障害は心室機能不全の原因で，心臓のポンプ機能が低下し，急性心不全や致死的不整脈のリスクが高く，早期再灌流が必須となります．
- 発症から2.5時間前後の時間依存性期間の再灌流は，梗塞範囲の縮小が可能で心筋の救済と死亡率減少の効果があります．発症から6時間以降の時間非依存期間に責任病変を治療しても，合併症の予防効果はみとめますが，時間依存性期間に比べると，心筋の救済効果は低下します 図2[1]．このため，再灌流までの時間

[1] 上月　周：急性心筋梗塞の初期マネジメント―ERから心カテ，CCUに入室まで．Hospitalist 3(3)：687-96, 2015

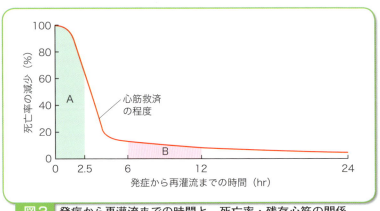

図2 発症から再灌流までの時間と，死亡率・残存心筋の関係
（文献[1]より引用）
A：時間依存期間　B：時間非依存期間

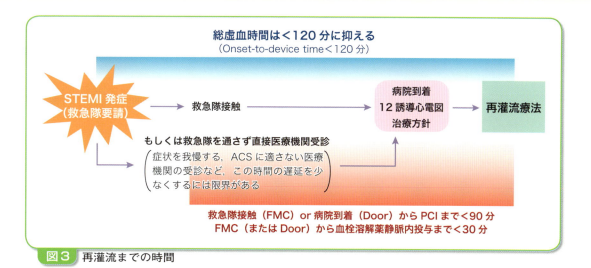

図3 再灌流までの時間

は短いほどよく，DBT 90分以内 図3 を厳守し1分でも早い再灌流の成功が重要です．

エビデンス1

エビデンス1

DBT 90分以内

DBTは病院到着から90分以内にPCIを行うことで，早期再灌流が死亡率に関与することがわかります 図4 [2]．「発症12時間以内で，医療チームと最初に接触してから責任病変をデバイスで再疎通するまでの時間（first medical contact（あるいはdoor）-to-device time）90分以内の場合にprimary PCI（ステント留置を含む）を考慮」（クラスI）[3]，最近は「door-to-balloon timeと比べ，onset-to-device timeが転帰により関与する」[3]といわれ，発症から再灌流が成功するまでの時間短縮がSTEMI治療に重要です．

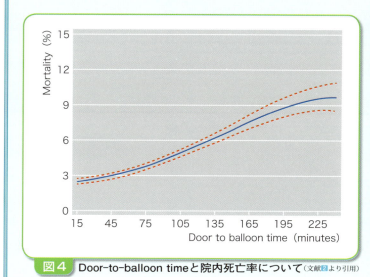

図4 Door-to-balloon timeと院内死亡率について（文献[2]より引用）

[2] Rathore SS et al：Association of door-to-balloon time and mortality in patients admitted to hospital with ST elevation myocardial infarction: national cohort study. BMJ 338：b1807, 2009

[3] 日本循環器学会 他：primary PCI. "循環器病の診断と治療に関するガイドライン（2012年度合同研究班報告）：ST上昇型急性心筋梗塞の診療に関するガイドライン（2013年改訂版）". pp28-9, 2013
http://www.j-circ.or.jp/guideline/pdf/JCS2013_kimura_h.pdf（2018.10.12参照）
（エビデンスレベルII）

※クラスI＝手技，治療が有効，有用であるというエビデンスがあるか，あるいは見解が広く一致している．

NSTE-ACS（NSTEMI：非ST上昇型心筋梗塞，UA：不安定狭心症）

- NSTEMIは血行の遮断が完全ではない状況でST上昇はみとめませんが，心筋バイオマーカーは上昇します．NSTEMIは非閉塞性冠動脈疾患（心筋の酸素需要と供給ミスマッチ，冠攣縮，微小血管障害）も含まれ，早期再灌流は必須になりませんが，NSTEMIのリスク層別化 を行い治療方針が決定されます．
- UAは血行の100％遮断はなく，心筋の虚血の状態で心筋バイオマーカーの上昇もありません．治療方針はNSTEMIと同様です．

臨床知1　初期評価で終わらない

NSTEMI・UA（NSTE-ACS）はACSであり，冠動脈プラークの破綻と血栓形成をみとめる病態で，心筋虚血が進行することもあります．重要なことは初期評価で終わらず，経時的な心電図と心筋バイオマーカーの確認や全身状態の観察などの心筋虚血状況のアセスメントを行い，異常所見を見逃さないことです．

エビデンス2　NSTEMIのリスク層別化

NSTEMIは非閉塞性冠動脈疾患も含まれ，患者個々で発症要因やリスクは異なります．「NSTEMIの患者背景や重症度は非常に多彩である．冠動脈造影を直ちに行うかどうかが重要なポイントであり，そのために層別化を行う必要がある」[4]とされ，緊急の侵襲的検査や治療がリスクをともなうこともあるためNSTEMIリスク層別化は必要で，TIMIリスクスコアとGRACEリスクスコアがあります．

[4] 齋藤佑一 他：非ST上昇型心筋梗塞．"循環器診療 ザ・ベーシック 急性冠症候群—知識を習得し，実践で活かす最強のメソッド"筒井裕之 他編．メジカルビュー社，pp154-73, 2018

ACSのときはここを見る!!

- 虚血を疑う患者の場合，医療機関到着から10分以内の初期評価 が推奨されます．心電図は心筋虚血の評価とACS分類がわかり，心筋トロポニンは心筋障害の指標になるため，この初期評価では心電図検査と心筋バイオマーカーは重要です．迅速かつ確実な評価を行うには，この検査が意味することを理解しなければなりません．今回は，心電図と心筋バイオマーカーについて説明します．

> **エビデンス 3**
>
> **医療機関到着から 10 分以内の初期評価**
>
> ACS はスピードが重要で，10 分以内の初期評価で適切な治療方針を決定します．「胸部症状を訴える患者や他の症状でも，急性心筋梗塞が疑われる患者に対する到着後 10 分以内の 12 誘導心電図の記録」（クラスⅠ）[5]が推奨されます．

[5] 日本循環器学会 他：心電図．"循環器病の診断と治療に関するガイドライン（2012 年度合同研究班報告）：ST上昇型急性心筋梗塞の診療に関するガイドライン（2013年改訂版）". pp17-8, 2013 http://www.j-circ.or.jp/guideline/pdf/JCS2013_kimura_h.pdf(2018.10.12参照)
（エビデンスレベルⅣ）

ACS の心電図変化〜心電図で虚血における ST 上昇をみるコツ！！〜

ST の上昇と下降の理解

1. 非貫壁性虚血と貫壁性虚血

- 心筋の虚血には，非貫壁性虚血と貫壁性虚血があります 図5．ST 上昇は貫壁性虚血であり，ST 上昇の変化が現れる誘導が虚血の部位を示します．しかし，**ST 下降には「非貫壁性虚血」と「貫**

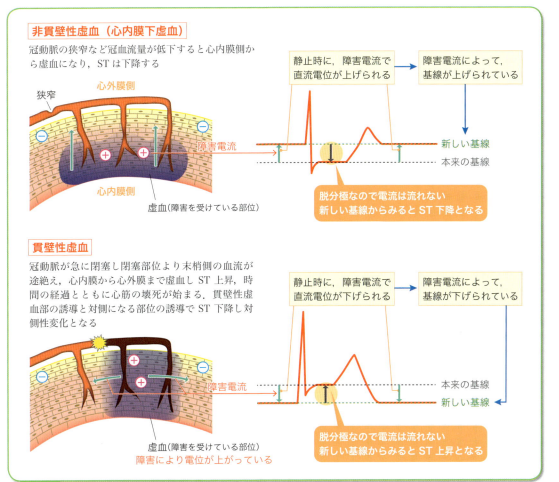

図5 非貫壁性虚血，貫壁性虚血

壁性虚血による対側性変化」のST下降があり，ST下降の変化が現れる誘導が，虚血の部位を示すわけではありません🔍．

臨床知 2

ST下降の誘導と虚血の関係

ST下降は貫壁性虚血の対側性変化でも起こり，対側性変化のST下降は虚血部位ではありません．また，虚血は心内膜から始まるため，冠動脈の末梢が多い心尖部で虚血が起こりやすく，Ⅱ，Ⅲ，aV_F，V_4～V_6のST下降を多くみとめるので，このST下降が虚血部位とはかぎりません．

こうなると，ST下降の鑑別は難しくなりますが，心電図の読み方としては，優先的にリスクが高いST上昇から探し，ST上昇があれば対側性変化のST下降か確認することができます．ST上昇がない（対側性変化に当てはまらない）場合，非貫壁性虚血のST下降を考えて心電図をみると，ST下降の鑑別がしやすくなります．

エビデンス4

非貫壁性虚血，貫壁性虚血と対側性変化について

ACSの心電図は多様で，多枝病変の心電図変化は複雑な場合もあります．「ST下降は虚血責任冠動脈にかかわらずV_4～V_6誘導を中心に認めるため，ST上昇とは異なりST下降から虚血の部位を診断するのは難しい」[6]とされ，心電図にこだわらず，心エコーや他の検査所見も含めた総合的な診断も必要です．

対側性変化は虚血のST上昇に現れる変化で，逆を言えば，虚血以外のST上昇に対側性変化はありません　図6．「非貫壁性（心内膜下）虚血の場合はST下降を，貫壁性虚血の場合はST上昇と対側の誘導でST下降（対側性変化：reciprocal change）を認める」[6]といわれ，対側性変化は虚血診断のカギになります．

[6] 日本循環器学会 他：胸部X線検査と心電図検査．"循環器病の診断と治療に関するガイドライン（2011年度合同研究班報告）：非ST上昇型急性心筋梗塞の診療に関するガイドライン（2012年改訂版）"．pp7-14, 2012
http://www.j-circ.or.jp/guideline/pdf/JCS2012_kimura_h.pdf（2018.10.12参照）

2. 虚血のST上昇とST下降🔍

- 隣接する2誘導以上における0.1 mV（1 mm）以上の新規に出現したST上昇を異常STとしていますが，V_2，V_3誘導では2 mm以上のST上昇としています．また，V_2，V_3がもっともSTレベルは高く，年齢・男女差もあり，女性より男性が高く，若年者も高いとされます　表1．
- 新規に出現した0.5 mm以上のST下降　図7　は，異常ST下降

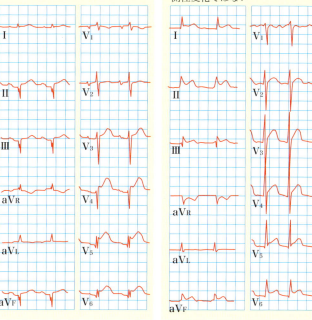

図6 虚血以外のST上昇とSTEMIのST上昇にともなう対側性変化の違い（文献7を参照して作成）

表1 V_2，V_3誘導におけるSTレベルの年齢・男女差

男　性	女　性
40歳未満：2.5 mm以上のST上昇	年齢を問わず1.5 mm以上のST上昇
40歳以上：2.0 mm以上のST上昇	

[7] 種村　正 他編：特集「循環器病院の技師が教えるメディカルスタッフのための心電図教室」. 検査と技術 45(9), 2017

となります．運動負荷試験においては1 mm以上で異常と判断します．

エビデンス5

ST上昇とST下降

ST上昇は「隣接する2誘導以上における0.1 mV（1 mm）以上のST上昇は，通常ST上昇型心筋梗塞を示唆する所見である」[6]といわれますが，ST上昇は男女差や年齢差，誘導による基準に違いがあり，異常ST上昇の鑑別が必要です．ST下降は予後予測因子となり，NSTEMIでみとめる所見で

ST下降には4つのパターンがあり、「下向傾斜型」と「水平型」は虚血でみとめることが多いといわれる．
まぎらわしい波形に「ストレインT波」がある．左心室肥大など左心室の圧負荷や容量負荷が原因で出る波形で、虚血性のST下降ではない．ST低下とT波陰転化をみとめ、QRSが高電位を示す．

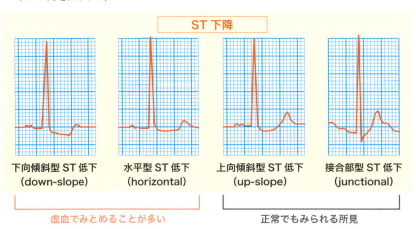

図7　ST下降の4つのパターン（文献7を参照して作成）

もあります．「ST下降は軽度0.05mV（0.5mm）であっても予後不良の強力な予測因子である」「ST下降が高度なほど，ST下降を認める誘導数が多いほど，高度な虚血を反映し予後は不良である」「ST下降が遷延する症例は重症冠動脈病変が高率で予後は不良」[6]とされ，ST下降は下降程度や数，持続時間なども心電図判読のポイントです．

STEMIの経時的変化の理解

臨床知3

ACSの心電図変化

ACS心電図の虚血所見には経時的変化（図8）があり、超急性期は心筋障害の進行が小さく典型的な変化をみとめない場合があります．また，ST波形以外の波形の変化も起こります．「心電図の変化がない＝虚血がない」とはかぎりません．虚血所見を見落とさないためにも経時的変化の理解は重要です．

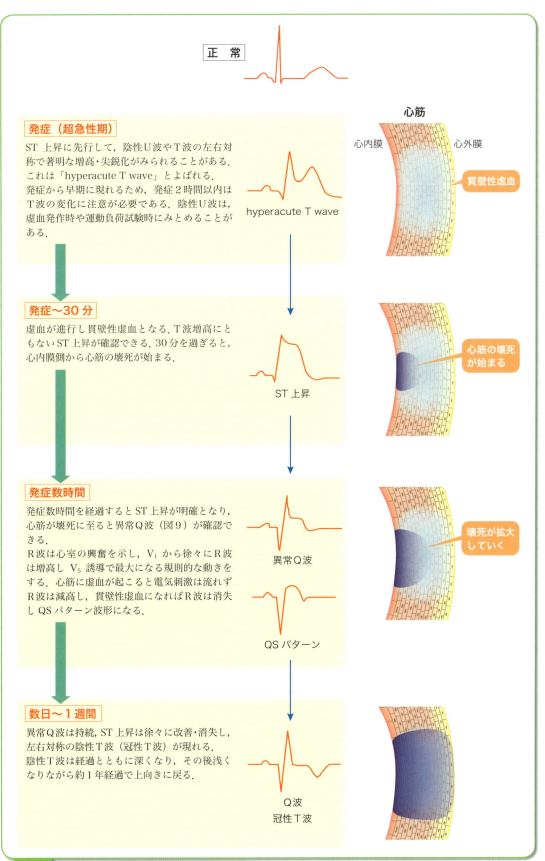

図8 STEMIにおける経時的な心電図変化

異常Q波は梗塞部位の大きさを反映し、発症数時間〜12時間経過すると出現し、虚血の進行程度なども推測することができる。

異常Q波：Q波の幅≧1 mm（0.04秒）かつ
**　　　　　Q波の深さ≧R波の高さ×1/4**

注意
- II, aVL誘導でQ波（−）, III誘導のみの異常Q波（＋）
- I誘導でQ波（−）, aVL誘導のみの異常Q波（＋） 〕これは正常
- aVRは例外として考える

【症　例】

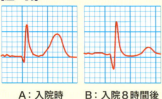

A：入院時　　B：入院8時間後

胸部症状が持続, 同時に心筋バイオマーカーも上昇し, 緊急PCIとなったNSTEMI症例の心電図の一部. 時間の経過とともにQ波が深くなり, 異常Q波となっている.
AはhyperacuteTもみとめ, 発症早期の変化が出ている.

図9　異常Q波とは

エビデンス6

T波の変化

T波の増高・尖鋭はST部分の始まりに障害電流が流れ起こります.「左右対称性のT波の増高, 尖鋭化（hyperacute T wave）は急性心筋梗塞の初期変化でもあり, 経時的に心電図を取りながら典型的心筋梗塞の心電図へ変化していくか否かを観察する」[6]とされ, 発症初期のT波の観察が必要です.
陰性T波はSTEMI・NSTEMIにみられる所見です.「貫壁性虚血発作ではSTが上昇した誘導で陰性T波が出現するので, 陰性T波からも虚血部位を診断できる」や「不安定狭心症患者で前胸部誘導に陰性T波を認める例では左前下行枝病変が高率」「陰性T波を広範に6誘導以上で認める例は予後不良である」[6]といわれ, 陰性T波から虚血の部位や重症度なども推測できます.

新たに出現した脚ブロック

エビデンス7

- 新規脚ブロックは虚血に合併していることがあり, 胸痛と新規脚ブロックをみとめた場合は, 虚血を疑って検査を進めます.
- 左脚ブロックは二次性ST-T変化があるため, 虚血時の心電図と似た波形となり, 心電図の判読が困難です. そこで「Sgarbossa基準」が診断に有効です 図10. 合計3点以上で, 心筋梗塞の判断（感度78％, 特異度90％）が可能です.
- 左下行近位部閉塞で左前下行枝中核枝から血液還流が途絶えると, 右脚のおもな血液灌流は左前下行枝の中隔枝であるため, 右

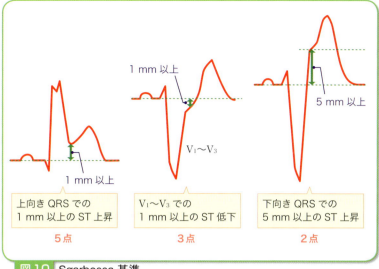

図10 Sgarbossa基準

脚ブロックを起こす危険性があります．しかし，刺激伝導系は心筋より虚血に強く，広範囲梗塞の高度な心筋障害時に右脚ブロックは併発するため，重症化に注意が必要です．

エビデンス7

虚血を疑う新規脚ブロック

ACSに左脚ブロック合併例があるため，新規左脚ブロックの虚血評価は必要です．「急性心筋梗塞患者のうち約7％が新規左脚ブロックを呈し，臨床症状や心筋逸脱酵素の経時的変化をあわせて総合的に診断することが必要」[6]とされ，ST-T変化以外の波形変化も重要です．「左脚ブロック例でも上向きQRSを示す誘導で1mm以上のST上昇，V_1～V_3誘導で1mm以上のST下降，下向きQRSを示す誘導で5mm以上のST上昇を認めた場合はSTEMIの可能性が高い」[5]といわれ，左脚ブロックでも虚血評価は可能です．

aV_R誘導のST上昇は要注意

エビデンス8

- 12誘導心電図のaV_R誘導は，他の11の誘導と心臓との位置関係が異なります 図11．そのため，通常のST-T変化とは別に考えなければなりません．
- aV_R誘導は右肩から左室心内腔（左室心基部）を見ており，心臓内腔の情報が反映されるので，aV_R誘導のST上昇は広範囲な虚血を意味し，左主幹部（左下行近位部）病変や多枝病変が考えられます．

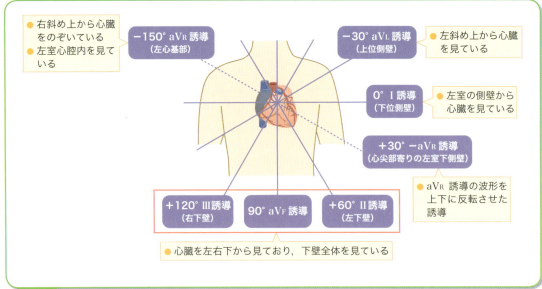

図11 肢誘導電極の位置関係

エビデンス8

aVR誘導の上昇

aVR誘導は，左主幹部（左下行近位部）病変や多枝病変の虚血状況を反映しますが，非貫壁性虚血も貫壁性虚血もSTは上昇し注意が必要です．「左主幹部や多枝病変の重症冠動脈病変例の診断には，aVR誘導のST上昇が有用で，aVR誘導の上昇は他の誘導のST下降よりも強力な予後不良の予測因子である」「左主幹部や多枝病変例では左室心内膜側に広範に虚血を生じ，これは12誘導心電図では広範なST下降として反映される一方で，aVR誘導には直接ST上昇として反映される」[6]といわれます．他の誘導にST上昇をみとめなければNSTE-ACSと診断し，aVR誘導のST上昇は非貫壁性虚血を反映します．

しかし，STEMIの場合は「aVRのST上昇度がV1のST上昇度より高度な場合は，左主幹部病変を疑う」[5]とされ，aVR誘導のST上昇は左室心内腔の貫壁性虚血を反映します．しかし，この診断の感度は高くなく，左下行近位部閉塞の診断には，下壁誘導の対側性変化や新規右脚ブロックの所見も重要になります 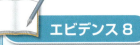．

表2 左下行枝近位部閉塞心電図所見

- 下壁誘導（とくにIII誘導）のST下降（対側性変化）
- 新規右脚ブロックの出現
- aVR誘導のST上昇

前回のECGと比較する

- 以前（非発作時）の心電図と比較すると心電図変化に気づきやすく，経時的な心電図変化の比較は診断率を向上させます．

誘導から虚血部位を推測する

- 通常，貫壁性虚血は，ST上昇を示す誘導と心臓の位置関係から，責任病変の冠動脈が推測できます 表3 ．しかし，右室梗塞や後壁梗塞は，標準12誘導心電図では反映できない場合🔍があります．　　　　　　　　　　　🔍 エビデンス9
- 右室梗塞合併の下壁梗塞を疑う場合は右胸部誘導心電図 図12 ，後壁梗塞の場合は背側部誘導心電図で確認します．

表3 梗塞部位と心電図変化

梗塞部位	I	II	III	aVR	aVL	aVF	V₁	V₂	V₃	V₄	V₅	V₆	V₄R
前壁中隔							○	○	○				
前壁									○	○			
側壁	○				○						○	○*	
高位側壁	○				○								
前側壁	○				○				○	○	○	○	
広範囲前壁	○				○		○	○	○	○	○	○	
下壁		○	○			○							
後壁							△	△					
右室梗塞		○	○			○							○

○：おもにST上昇・異常Q波　△：R波の増高　＊ST上昇しない場合もある
肢誘導と胸部誘導の位置関係から，異常所見が出た誘導がどこの心筋の領域か予測することができる．

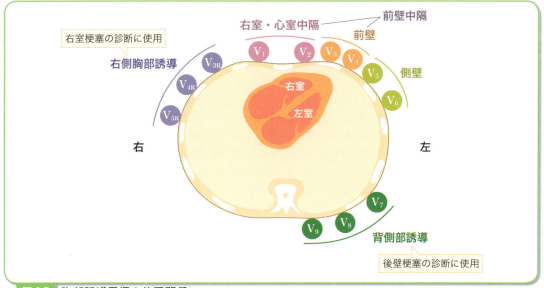

図12 胸部誘導電極の位置関係

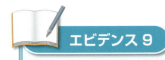

エビデンス 9

右胸部誘導心電図と背側部誘導心電図

標準 12 誘導心電図は，後壁や右室全体までみることはできません。「急性下壁梗塞患者に対する 12 誘導と V_{4R} 誘導の心電図記録」（クラス I レベル B）[5]「初回心電図で診断できない場合も，症状が持続し急性心筋梗塞が強く疑われる患者に対する背側部誘導（$V_7 \sim V_9$ 誘導）の記録」（クラス IIa レベル B）[5] と推奨しています。「V_{4R} の 1 mm（0.1 mV）以上の ST 上昇」は，右室梗塞の診断に有用[5]であり「正常では背側部誘導で 1 mm 以上の ST 上昇を認めるのは 1％ 以下」[6] とされ，これらの所見により STEMI 判断が可能となります。標準胸部 12 誘導心電図に右胸部誘導や背側部誘導を追加することで，詳細に調べることができ，心電図診断が向上します。

※クラスIIa＝エビデンス，見解から有効，有用である可能性が高い。
　レベル B＝400 例以下の症例を対象とした多施設無作為介入臨床試験，よくデザインされた比較検討試験，大規模コホート試験などで実証されたもの。

ACS の血液検査

- 心筋バイオマーカー 表4 は心筋壊死を示す検査データで，クレアチンキナーゼ（CK），クレアチンキナーゼ MB（CK-MB），ミオグロビン，ヒト心臓由来脂肪酸結合タンパク（H-FABP），心筋トロポニン T・I があります。
- 虚血になると心筋細胞膜障害が起こり，細胞質可溶性分画マーカーの CK・CK-MB・ミオグロビン・H-FABP が血液に流出します。高度な虚血が長時間となると心筋筋原線維が分解され心臓筋原線維の構造タンパクの心筋トロポニン T・I が流出します。CK，CK-MB，心筋トロポニン T・I は **ACS 診断に必須な検査** です。　エビデンス 10

クレアチンキナーゼ（CK），クレアチンキナーゼ MB（CK-MB）

- CK は筋肉や脳に存在する酵素でアイソザイムが 3 種類存在し，その一つに CK-MB が含まれます。CK-MB は心筋に特異性が高いアイソザイムで，心筋細胞膜の障害で流出する細胞質可溶性分画マーカーであり，心筋障害の指標となります。心筋障害が起こ

表4　心筋バイオマーカーの基準値

CK	男性：57〜197 IU/L
	女性：32〜180 IU/L
CK-MB	15〜25 IU/L
心筋トロポニン	ECLIA 法　0.10 ng/mL 以下
	CLIA 法　26.2 pg/mL 以下

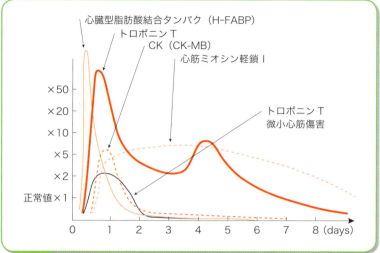

図13 心筋バイオマーカーの経時的変化と心筋バイオマーカーの基準値（文献8より引用）

[8] 平井忠和：急性心筋梗塞．"臨床検査のガイドライン JSLM2012"日本臨床検査医学会ガイドライン作成委員会 編．日本臨床検査医学会，pp237-41，2012

るとCK-MBが上昇するためCKも上昇しますが，CKはアイソザイムのCK-BB・CK-MMも含まれ，心筋虚血以外の疾患でも上昇する点に注意が必要です．

心筋トロポニンT・I

- 心筋トロポニンは，トロポニン形成の筋原線維構造タンパクです．心筋トロポニンTとIはともに心筋の特異性が高く，血中濃度の経時的変化に大きな差はありません．また，経時的変化 図13 を示し，心筋障害が大きいほどピーク値が高値となり，予後不良因子とされます．最近は，高感度心筋トロポニン測定が可能となり，発症2時間以内のACSの早期診断に有用です．心筋トロポニンT・Iは虚血の心筋障害の感度・特異度はCKやCK-MBより優れ，CK-MBでは上昇しない微小心筋障害も検出することが可能で，健常人では上昇しません．心筋障害があればACS以外の疾患でも高値を示し，腎不全など推定糸球体濾過量が低値であると心筋トロポニン値が上昇するので，鑑別が必要です．

エビデンス 10

ACS 診断に必須な検査

心筋バイオマーカーの高値は心筋障害を示す重要な所見であり，「急性冠症候群を疑う全患者で生化学的マーカーであるクレアチンキナーゼ（CK および CK-MB）および心筋特異度が高い心筋トロポニン（トロポニン T，トロポニン I）を測定する」（クラス I）[9]と推奨され，ACS では生化学マーカーの測定は必須です．しかし，経時的変化を示すため早期診断

[9] 日本循環器学会 他：血液生化学検査．"循環器病の診断と治療に関するガイドライン（2011 年度合同研究班報告）：非 ST 上昇型急性心筋梗塞の診療に関するガイドライン（2012年改訂版）". pp18-9, 2012
http://www.j-circ.or.jp/guideline/pdf/JCS2012_kimura_h.pdf（2018.10.12参照）

（エビデンスレベルIV）

は困難で，「胸痛発症後6時間以内の測定で生化学的マーカーが陰性の場合も，発症6〜12時間後に再測定する」[9]とされ，経時的な測定は重要です。
最近は高感度トロポニン測定が可能で，「高感度心筋トロポニン測定系は従来のトロポニン系に比べ測定精度が高く，超急性期（発症後2時間以内）の診断にも有用である」[10]とされ，心筋障害の有無や予後予測因子としても有効です。

[10] 日本循環器学会 他：臨床検査．"循環器病の診断と治療に関するガイドライン（2012年度合同研究班報告）：ST上昇型急性心筋梗塞の診療に関するガイドライン（2013年改訂版）"．p18, 2013
http://www.j-circ.or.jp/guideline/pdf/JCS2013_kimura_h.pdf（2018.10.12参照）
（エビデンスレベルⅣ）

参考文献
1) American Heart Association：" ACLS プロバイダーマニュアル　AHA ガイドライン2015準拠（日本語版）"．American Heart Association, 2017
2) 山下武志："3秒で心電図を読む本"．メディカルサイエンス社，2010
3) 髙階經和："絶対わかる心電図の学び方"．医学出版，2016

看護師はSTEMIを正しく診断できるという観察研究が示されています。
全般的な診断精度に影響を与えるかもしれない誤った判断について十分検証されていないけれども，血栓溶解療法プログラムで看護師が偽陽性診断を避ける能力を有するという多数の報告があります。
つまり，医師のインストラクティングの下で，初期訓練を受けた看護師が単独で12誘導心電図からSTEMIを判読することは理にかなっていると指摘されています。

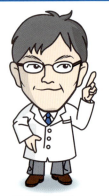

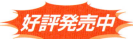

Ⅱ．疾患別検査値のみかた

AKIの検査値はここをみる
～異常のサインを見逃さないために～

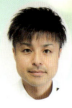

山梨大学医学部附属病院
集中治療室（集中ケア認定看護師） 近藤　健
こんどう　たけし

エビデンス&臨床知

エビデンス
- ☑ AKIの診断は，生命予後の予測に優れているKDIGO基準を用いることが推奨されている．
- ☑ 血清クレアチニン値単独によるAKI重症度よりも，尿量を加えた重症度のほうが，より正確に生命予後を反映する．
- ☑ 尿中NGAL，尿中L-FABPは，AKIの早期診断に有用な可能性があるため測定することが推奨されている．

臨床知
- ☑ AKIにおける看護で重要なことは，異常を早期に発見し，腎障害を重症化させないことである．
- ☑ 血清クレアチニン値の上昇や尿量が低下した場合は，AKIを疑い全身状態をアセスメントする．

はじめに

- 腎臓は，脊柱の左右に1つずつあり，後腹壁の中に埋め込まれている腹膜後器官です．成人では握りこぶしほどの大きさで，1つの重さは150g程度になります．腎臓の重要な役割は，代謝老廃物の排泄，水・電解質・酸塩基平衡の調整，ホルモンの分泌などを行い，生体の恒常性を維持することです．かなり頑強な臓器で，さまざまな障害に曝されても耐えることができ，有意な変化をきたすことがないとされています．しかし，一度その機能が障害されてしまうと，生体に重篤な影響を与えてしまいます．自覚症状も現れにくいことが多く，重篤化しないように，早期に発見するためにも検査を行うことが重要です．
- 腎臓の構造と機能に影響する病態は，その持続時間や検査データ

著者プロフィール（近藤　健）
2009年 看護師免許を取得．同年，山梨大学医学部附属病院に入職．循環器・呼吸器・消化器内科病棟に勤務．
2012年から集中治療室に勤務
2017年 集中ケア認定看護師の資格を取得
当院の看護部は「患者さんひとりひとりの健康問題を解決するために，患者さんと共に考え看護を提供します」を理念としています．患者さんの個別性を尊重し，「人間対人間」の関わりを大切にした看護を目指して，日々取り組んでいます．

によって、急性腎臓病（acute kidney diseases and disorder：AKD）や急性腎障害（acute kidney injury：AKI），慢性腎臓病（chronic kidney diseases：CKD）などに区別されます．今回は，発症頻度が高く，わずかな腎機能の急性低下であっても，予後に悪影響があるとされている，AKIに関して述べたいと思います．

エビデンス1

AKIの概念と診断基準

1941年に，外傷による腎機能障害が報告され[1]，これが急性腎不全（acute renal failure：ARF）として1950年代に紹介されました．それ以降，急激な腎機能低下をともなう病態は，ARFとして意識されるようになりました．しかし，統一された定義や診断基準はなく，治療や予防方法に関する疫学的な検討が困難だったため，統一された基準の制定が望まれていました．

そのような状況のなかで，医療の進歩にともない，集中治療室（intensive care unit：ICU）において，敗血症や多臓器不全に急激な腎障害が合併する頻度が増加したため，2000年代初頭に各領域の専門医の共同作業により，急性腎障害（acute kidney injury：AKI）という概念が提唱されました．その後，統一された診断基準として，2004年にRIFLE基準[2]，2007年にAKIN基準[3]，2012年にKDIGO基準[4]が提唱されました．これらは，いずれも血清クレアチニン値や尿量の変化によって，AKIの重症度を分類しています．そのなかでも，もっとも新しいKDIGO基準は，RIFLE基準とAKIN基準を組み合わせたものであり，生命予後の予測に優れているため，AKIの診断に用いることが有用とされています[5]．

[1] Bywaters EG et al：Crush Injuries with Impairment of Renal Function. Br Med J 1：427-32, 1941

[2] Bello R et al：Acute renal failure-definition, outcome measures, animal models, fluid therapy and information technology needs. the Second International Consensus Conference of the Acute Dialysis Quality Initiative (ADQI) Group. Crit Care 8：204-12, 2004

[3] Mehta RL et al：Acute Kidney Injury Network：report of an initiative to improve outcomes in acute kidney injury. Crit Care 11：R31, 2007

[4] KDIGO Clinical Practice Guideline for Acute Kidney Injury：Kidney International Supplements 2, 2012

[5] AKI（急性腎障害）診療ガイドライン作成委員会 編："AKI（急性腎障害）診療ガイドライン2016". 東京医学社, 2016
（エビデンスレベルIV）
※該当事項について，ガイドライン上は「エビデンスの強さC（弱：確信は限定的である）」であり，推奨度は「2（弱く推奨する）」と示されている．ここでは，ガイドラインで提示されている一次文献が，おもに観察研究であるため，エビデンスレベルIVとした．

AKIの原因

● AKIは，おもに腎前性，腎性，腎後性の3つに分類され 表1 ，その原因によって治療方法は異なります．早期に原因を鑑別できず，適切な治療が行えない場合は，急激に重症化する可能性があります．そのため，身体所見や各検査結果をもとに，迅速に鑑別する必要があります．

腎前性

● 腎前性AKIは，さまざまな原因によって腎血流量が低下し，糸球体濾過量（glomerular filtration rate：GFR）が低下した状態です．腎臓には，自己調節機能（auto regulation）があり，輸入細動脈と輸出細動脈の収縮により腎血流が調整され，GFRは一定

表1 AKIの原因

分類	原因	おもな病態
腎前性	腎血流量の低下	●体液量・循環血流量減少 　（下痢，嘔吐，出血，脱水，熱傷，急性膵炎，肝硬変，腸閉塞，ネフローゼ症候群，尿崩症） ●心拍出量減少 　（心筋梗塞，心不全，心タンポナーデ，不整脈，肺塞栓） ●末梢血管拡張 　（敗血症，アナフィラキシーショック） ●腎動脈の閉塞・狭窄 　（大動脈解離，腎動脈血栓） ●薬剤 　（NSAIDs，カルシニューリン阻害薬，ACE阻害薬，ARB，利尿薬）
腎性	腎組織の器質的障害	●血管障害 　（結節性多発動脈炎，強皮症腎クリーゼ，溶血性尿毒症症候群，血栓性血小板減少性紫斑病，抗リン脂質抗体症候群，コレステロール塞栓症） ●糸球体障害 　（急速進行性糸球体腎炎，急性糸球体腎炎） ●急性間質性腎炎 　（急性腎盂腎炎，薬剤アレルギー） ●急性尿細管障害 　（腎前性AKIが高度もしくは長時間持続した場合，アミノグリコシド系抗菌薬ヨード造影剤，抗腫瘍薬，横紋筋融解症，骨髄腫，敗血症）
腎後性	腎臓から後方の尿路系の障害	●両側尿管の閉塞 　（後腹膜線維症，悪性腫瘍の骨盤内浸潤） ●膀胱・尿道の閉塞 　（前立腺肥大症，前立腺癌，神経因性膀胱） ●片腎の場合 　（尿管結石症，尿管腫瘍）

（文献6を参照して作成）

に保たれています．しかし，auto regulationでは補えないほど著しく腎血流量が低下した場合は，GFRは低下し，腎機能障害を起こしてしまいます．概念的には腎組織障害をともなわない腎機能の低下のため，早期に原因を鑑別し，適切な治療を行うことで腎機能は回復します．しかし，治療が遅れて，腎血流量が低下した状態が続いてしまうと，腎組織が障害されて，腎性AKIに移行する可能性があります．

腎性

- 腎性AKIは，腎組織の器質的障害により，GFRが低下した状態です．障害された部位により血管障害，糸球体障害，急性間質性腎炎，急性尿細管障害（acute tubular injury：ATI）に大別されます．いずれも，腎組織が障害されているため，その原因を早期に鑑別し，治療を行う必要があります．なかでも，ATIは，ショックや敗血症などによる腎虚血が原因のため，腎前性AKIから移行して，腎性AKIとなる場合があります．

[6] Lameire N et al：Acute renal failure. Lancet 365(9457)：417-30, 2005

腎後性

- 腎後性 AKI は，腎臓から後方の尿路系の障害で，両側の尿管，膀胱，尿道などの狭窄や閉塞により，尿の排泄が阻害されてしまった状態です．片側の腎臓から尿の排泄ができなくなっても，もう一方の腎臓や尿路系が正常に機能していれば腎機能は保たれます．腎組織自体に異常はないため，早期に閉塞している原因が改善されることで，腎機能は正常に回復します．しかし，慢性的な閉塞が持続してしまうと，不可逆的な腎機能障害となってしまいます．腎後性 AKI は，発症頻度は低いですが，外科的処置によって回復が可能のため，第一に鑑別すべき重要なポイントとされています．

KDIGO 基準

- 2012 年に発表された『急性腎障害のための KDIGO 診療ガイドライン』[4]において，AKI の定義や診断基準が統合・整理されました．以後 KDIGO 基準は，AKI の診断基準のスタンダードとなりました．KDIGO 基準では，血清クレアチニン値または尿量の変化によって AKI を診断し，重症度を 3 つのステージに分類します 表2．

表2 KDIGO 診療ガイドラインによる AKI 診断基準と病期分類

定義	1. ΔsCr≧0.3 mg/dL（48 時間以内） 2. sCr の基礎値から 1.5 倍上昇（7 日以内） 3. 尿量 0.5 mL/kg/時以下が 6 時間以上持続	
	stage	sCr	尿 量
病期	1	ΔsCr>0.3 mg/dL or sCr 1.5〜1.9 倍上昇	0.5 mL/kg/時未満（6 時間以上）
	2	sCr 2.0〜2.9 倍上昇	0.5 mL/kg/時未満（12 時間以上）
	3	sCr 3.0 倍上昇 or sCr>4.0 mg/dL までの上昇 or 腎代替療法開始	0.3 mL/kg/時未満（24 時間以上） or 12 時間以上の無尿

※定義 1〜3 の 1 つを満たせば AKI と診断する．
sCr（血清クレアチニン値）と尿量による重症度分類では重症度の高いほうを採用する．

（文献[5]を参照して作成）

AKI の診断に必要な検査

血清クレアチニン値：sCr

基準値：男性 0.65〜1.07 mg/dL，女性 0.46〜0.79 mg/dL

1. なぜこの項目を検査するのか

- 血清クレアチニン値は，腎機能を評価する指標になります．また，『KDIGO 診療ガイドライン』に基づいて AKI を診断する場合は，血清クレアチニン値の測定が必須となっているからです．

2. なぜデータが変化するのか

- クレアチニンは筋肉の収縮に必要なクレアチンの最終代謝産物であり，骨格筋内で生成されます．生成されたクレアチニンは血液中に放出されたあと，腎臓の腎糸球体で濾過され，尿細管ではほとんど再吸収や分泌されることなく尿中に排泄されます．腎臓が正常に働いていれば，尿として排出されるため，血清クレアチニン値が上昇している場合は，腎機能が障害されていることになります．

- AKI の診断には血清クレアチニン値の測定が必須となっていますが，血清クレアチニン値は腎糸球体の濾過と相関があるため，AKI にかぎらず腎機能障害の指標として使用されます．ただし，血清クレアチニン値の上昇は，障害から遅れて徐々に上昇する傾向があります．そのため，早期の診断としては，感度特異度の高い尿中バイオマーカーを使用して，評価する必要もあります．また，筋肉量に比例するため，女性よりも男性のほうがやや高値になり，長期に臥床している患者や高齢者では低値になることがあります．

尿量：urine volume

基準値：800〜1,600 mL/日（異常値については 表3 参照）

表3 尿量

基準値	800〜1,600 mL/日	腎臓が正常に機能している状態
無尿	50〜100 mL/日以下	尿がほとんど産生されていない状態
乏尿	400 mL/日以下	糸球体濾過量が極端に低下している状態
多尿	2,500〜3,000 mL/日以上	尿細管での再吸収が低下している状態

1. なぜこの項目を検査するのか

- 尿量は，腎機能を評価する指標になります．また，『KDIGO 診療ガイドライン』に基づいて AKI を診断する場合は，尿量の測定が必須となっているからです．

2. なぜデータが変化するのか

- 腎臓には 1,200 mL/分程度の血液が流れ，そのうちの 500〜600 mL/分程度が血漿として糸球体を通過します．タンパク質のような大きい分子量のものは，濾過されず血漿中にとどまるため，小さな分子量のものが糸球体濾液とともに 100 mL/分程度濾過

されます．ここで生成された糸球体濾液を原尿とよびます．原尿は，150 L/日程度生成されますが，生体に必要なものは尿細管で再吸収され，不必要なものは尿細管に分泌されます．そのうちの99％は尿細管で再吸収されるため，尿として排泄される原尿は，気温や発熱，水分摂取量などで変化しますが，概ね1％の1.5 L/日程度になります．

- 尿量が減少する乏尿や無尿は，腎前性，腎性，腎後性とさまざまな原因があります．いずれの場合も，代謝老廃物の排泄，水・電解質・酸塩基平衡の調整，ホルモンの分泌などが困難になるため，生体の恒常性を維持することができなくなってしまいます．

- 尿量が増加する多尿は，糖尿病や尿崩症などが原因となりますが，CKDの症状として，腎機能が低下し，尿濃縮力が障害されることでも起こります．

エビデンス2

重症度の評価には，尿量も加味する

血清クレアチニン値だけでなく，尿量も加えてAKIの重症度を診断するほうが，より正確な生命予後や腎予後を評価できます．
ICUに緊急入院した患者を対象にした研究で，尿量が血清クレアチニン値よりも強力な死亡生命予後の予測因子となるという報告があります[7]．『AKI診療ガイドライン2016』[5]でも，血清クレアチニン値単独によるAKI重症度よりも尿量を加えた重症度のほうが，より正確に生命予後および腎予後を反映するため，可能なかぎり尿量による重症度も評価することを推奨しています．

[7] Harris SK et al：Relationship between patients' outcomes and the changes in serum creatinine and urine output and RIFLE classification in a large critical care cohort database. Kidney Int 88：369-77, 2015
（エビデンスレベルⅣ）

その他のAKIに関する検査

（尿中）好中球ゼラチナーゼ結合性リポカリン（neutrophil gelatinase-associated lipocalin：NGAL）

基準値：濃度 30.5 ng/mL 以下
クレアチニン補正値：21.7 μg/gCr 以下

1. なぜこの項目を検査するのか

- 尿中NGALは，尿中バイオマーカーであり，AKIの早期診断マーカーとして有用性が示唆されています．AKIは急激に病態が重篤化するため，早期に診断し治療を行う必要があります．血清クレアチニン値は，KDIGO基準では必須としていますが，障害から遅れて徐々に上昇する傾向があるため，早期の診断としては問題

があります．また，尿量も腎機能障害以外の要因で低下する場合があります．そのため，尿中 NGAL や後述する尿中 L-FABP などの診断マーカーが必要だと考えられています．
- ただし，従来の血清クレアチニン値の上昇による診断に基づいた AKI への介入と，尿中バイオマーカーによる診断に基づいた AKI の介入を比較した研究がないため，尿中バイオマーカーによる診断が有用か否かは，今後の検討課題とされています．

2．なぜデータが変化するのか
- NGAL は，活性化した好中球から分泌される低分子タンパクです．腎臓の遠位尿細管から血中および尿中へ分泌され，糸球体で濾過された後，近位尿細管で再吸収または尿中に排出されます．NGAL は，腎臓だけでなく，肺，胃，腸などにも非常に弱く発現していますが，腎機能が障害されるとすみやかに発現し，尿中に大量に排出されます．そのため，早期に AKI の診断を行うことが可能だと考えられています．

（尿中）L 型脂肪酸結合タンパク（liver-type fatty acid-binding protein：L-FABP）

基準値：8.4 μg/gCr 以下

1．なぜこの項目を検査するのか
- 尿中 L-FABP は，尿中バイオマーカーであり，AKI の早期診断マーカーとしての有用性が示唆されています．しかし，尿中 NGAL と同様に，その診断が有用か否かは，今後の検討課題とされています．

2．なぜデータが変化するのか
- L-FABP は，腎臓の近位尿細管細胞の細胞質に局在する低分子タンパクです．遊離脂肪酸と結合し，ミトコンドリアやペルオキシソームへ輸送することにより β 酸化を促し，エネルギー産生や恒常性の維持に関係しています．近位尿細管が，虚血や酸化ストレスの負荷を受けた時点で発現が増強するため，腎組織の障害が進行する前に，尿中への排出が増加します．そのため，早期に AKI の診断を行うことが可能だと考えられています．

エビデンス 3

腎前性 AKI と腎性 AKI の鑑別
尿中 NGAL は，腎前性 AKI で軽度に上昇し，腎性 AKI で高度に上昇します．そのため，両者の鑑別に有用な可能性があ

るとされています[5]．しかし，尿中 NGAL の測定のポイントなどは明らかになっていないため，その他の検査データや身体所見を参考にして鑑別することが推奨されています．

また，ナトリウム排泄分画（fractional excretion of sodium：FENa）なども，腎前性 AKI と腎性 AKI の鑑別に用いられています．FENa は，糸球体で濾過されたナトリウム（Na）のうち，何％が尿中に排泄されているかを示した値です．腎前性 AKI では，腎血流量が低下し，Na の再吸収が亢進するため，FENa は 1％未満になります．しかし，FENa も，感度や特異度が十分に高いとはいえないため，尿中 NGAL 同様に，他の所見を参考にして鑑別する必要があります．

AKI における看護

- AKI における看護で重要なことは，異常を早期に発見し，腎障害を重症化させないことです．Sawhney らのシステマティックレビューの結果，AKI 発症後の長期生命予後は，不良であることが報告されています[8]．しかし，早期に発見し治療を行うことで，重症化を予防することができ，生命予後が改善する可能性もあります．そのため，病態生理を理解したうえで，尿量や血清クレアチニン値などのデータの意味を考え，尿量の低下や各種検査データの異常を早期に発見し，対応する必要があります．そして，医師や薬剤師などの他職種とその情報を共有し，チームとして介入していくことも重要といえます．

[8] Sawhney S et al：Long-term prognosis after acute kidney injury (AKI)：what is the role of baseline kidney function and recovery? A systematic review. BMJ Open 5(1)：e006497, 2015
（エビデンスレベルⅠ）

> **MEMO　慢性腎臓病（chronic kidney disease：CKD）の定義**
> 本稿の冒頭でも触れましたが，腎臓病には急性腎臓病（AKD）と慢性腎臓病（CKD）があります．CKD は「健康に影響を与える腎組織や腎機能の異常が 3 ヵ月以上持続する状態」と定義されています 表4 [9]．AKI は血清クレアチニン値と尿量を指標に診断していましたが，CKD は腎障害マーカーと GFR を指標にして診断します 表5 [10]．

[9] KDIGO 2012 Clinical Practice Guideline for the Evaluation and Management of Chronic Kidney Disease：Kidney International Supplements 3, 2012

[10] 日本腎臓学会 編："エビデンスに基づく CKD 診療ガイドライン 2018"．東京医学社，2018

表4　CKD の診断基準

腎障害のマーカー （1 つまたは 1 つ以上）	●アルブミン尿 　（AER≧30 mg/24 時間，ACR≧30 mg/g［3 mg/mmol］） ●尿沈渣異常 ●尿細管障害による電解質およびその他の異常 ●組織学的に明らかになった異常 ●画像診断による形態異常 ●腎移植の既往
GFR の低下	●GFR＜60 mL/分/1.73 m² （GFR 区分 G3a〜G5）

※左記のいずれかが 3 ヵ月以上持続した場合は，CKD と診断する．
糸球体濾過量（glomerular filtration rate：GFR）
アルブミン排泄率（albumin excretion rate：AER）
尿アルブミン/クレアチニン比（albumin-to-creatinine ratio：ACR）
（文献[9]を参照して作成）

表5　CKDの重症度分類（CGA分類）

原疾患	蛋白尿区分		A1	A2	A3
糖尿病	尿アルブミン定量 （mg/日） 尿アルブミン/Cr比 （g/gCr）		正常	微量 アルブミン尿	顕性 アルブミン尿
			30未満	30〜299	300以上
高血圧 腎炎 多発性嚢胞腎 腎移植 不明 その他	尿蛋白定量 （g/日） 尿蛋白/Cr比 （g/gCr）		正常	軽度蛋白尿	高度蛋白尿
			0.15未満	0.15〜0.49	0.50以上
GFR区分 (mL/分/1.73 m²)	G1	正常または高値	≧90			
	G2	正常または軽度低下	60〜89			
	G3a	軽度〜中等度低下	45〜59			
	G3b	中等度〜高度低下	30〜44			
	G4	高度低下	15〜29			
	G5	末期腎不全（ESKD）	<15			

※重症度は，原疾患・GFR区分・蛋白尿区分を合わせたステージにより評価する．CKDの重症度は，死亡，末期腎不全，心血管死発症のリスクを，　ステージを基準に，　，　，　の順にステージが上昇するほどリスクは上昇する．

（文献10を参照して作成）

参考文献

1) 森口武史 他：AKI（急性腎障害）診療ガイドライン2016. 救急医学 42：1237-41, 2018
2) Guyton AC 他著，御手洗玄洋 総監訳："ガイトン生理学 原著第11版"．エルゼビア・ジャパン，2010
3) 日本臨床検査医学会ガイドライン作成委員会 編："臨床検査のガイドライン JSLM2015 検査アプローチ/症候/疾患"．日本臨床検査医学会，2015
4) 高久史麿 監，黒川清 他編："臨床検査データブック 2017-2018"．医学書院，2017
5) 高木 康 他編："標準臨床検査医学 第4版"．医学書院，2013

編集委員からの一口アドバイス

カルシウム・アルカリ症候群

たとえば，よくある高齢女性の骨粗鬆症に対し，ビタミンD・カルシウム製剤が処方され，合併する腰椎圧迫骨折でNSAIDsを常用している状況などで，こんなケースがあります．
風邪など感染による軽度の体液量欠乏や血圧低下をきっかけに腎機能が低下，代謝性アルカローシスを合併する高カルシウム血症を発症．さらに多尿による体液量欠乏を起こし，これによってさらに腎機能が低下し，代謝性アルカローシスがさらに高カルシウム血症を助長するといった悪循環に陥る……．このような場合には，他の薬剤性腎障害と同じく，体液量が減少していても尿量は保たれやすいといわれます．つまり，AKIが非乏尿性であれば，薬剤によるAKIの可能性を考えるべきとの見解があります．

下剤による高マグネシウム血症

AKI患者に下剤として使用されるマグネシウム製剤によって高マグネシウム血症が起こることがあります．そもそも，腎機能が低下していてマグネシウム製剤が投与されているのに，下剤自体が便中に排泄されないほど便秘が高度となると，服用したマグネシウム製剤が腸管から吸収されて発症するようです．

カルシウム・マグネシウム製剤やビタミンDは，多くの場合，無害と考えられがちで，高齢者においてもよく使用されています．しかし，ここに挙げたようなリスクがあることを知り，腎機能をときどき（とくに具合が悪く，体液量欠乏や血圧低下の傾向のある場合には）チェックすることも検討すべきとの見解があります．

Ⅱ. 疾患別検査値のみかた

肝疾患の検査値はここをみる
～「沈黙の臓器」を検査値からアセスメント～

地方独立行政法人 大阪市民病院機構 大阪市立総合医療センター
集中治療センター（集中ケア認定看護師）
山根 正寛

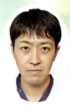

エビデンス&臨床知

エビデンス
- ☑ ALTは肝細胞障害に対する特異度が高く，AST/ALT比は病態把握に有用である．
- ☑ 胆道系疾患で高値を示す，ALP，γ-GTPは片方か，両方かの上昇の違いにより，疑われる疾患が異なる．

臨床知
- ☑ 肝疾患患者の異常な検査データだけでなく，既往歴をはじめ生活背景や生活習慣など把握し統合することで，個別性のある臨床判断や看護ケアの実践につながる．
- ☑ 肝臓には代謝，貯蔵，合成，産生などさまざまな機能があり，検査項目も多数あるが，これらの機能と検査項目を関連づけながら，身体所見の変化や症状を理解しケアにつなげていくことが重要．

肝細胞障害を反映する項目：AST，ALT，LDH

AST：aspartate aminotransferase（アスパラギン酸アミノトランスフェラーゼ）

基準値：11～33 U/L

- ASTはGOT（グルタミン酸オキサロ酢酸トランスアミナーゼ）ともよばれており，タンパク合成や分解のために必要なアミノ酸のアミノ基を他のアミノ基に変化させる酵素です．ASTは肝臓に多く存在しており，細胞の壊死，破壊などによって障害されると逸脱酵素が血中へ流出するため異常値を示します．しかし，心臓，骨格筋，赤血球内などにも存在しているため，心筋疾患や溶血性疾患なども疑う必要があります．

著者プロフィール（山根正寛）
2002年 県立愛知看護専門学校を卒業後，大阪市立十三市民病院に入職．緩和ケア，内科，消化器外科病棟などでの経験を経て，2010年 大阪市立総合医療センターへ異動となり，救命救急センターへ配属．救急外来，ECU，EHCUでの経験を経て，2017年 集中ケア認定看護師資格を取得し現在へ至る

ALT：alanine aminotransferase（アラニンアミノトランスフェラーゼ）

基準値：6〜43 U/L

- ALTはGPT（グルタミン酸ピルビン酸トランスアミナーゼ）ともよばれており，ASTと同様，肝細胞の障害で異常値を示しますが，ALTはおもに肝細胞に存在しているため，ASTよりも肝細胞障害に対する特異性が高く反映されます．

エビデンス1

AST/ALT比で急性か慢性か見分ける

ASTとALTは同時に検査されることがほとんどですが，AST/ALT比をみることで，急性の肝障害か，慢性の肝障害かを知る指標になります．ASTとALTの半減期はASTは約17時間に対し，ALTは約47時間と異なります．そのため，異常値でASTが優位な上昇であれば急性期で重篤な場合が多く，ALTが優位な上昇を示せば，急性期を過ぎ慢性期であると推測できます．

また，肝細胞内には，ALTよりASTのほうが多く存在しており，AST＞ALTという割合が正常です．しかし，値が正常範囲内であってもAST＜ALTとなった場合は，肝細胞障害に対する特異度が高く半減期の長いALTが上昇していることになり，慢性肝炎や脂肪肝などの慢性肝障害を発症している可能性があります[1]．

表1　ASTとALTの半減期と量の違い

項目	半減期	存在するおもな臓器	上昇パターン	ピットフォール
AST	5〜20時間	肝臓，心筋，骨格筋，赤血球（肝臓にはALTの約3倍の含有量）	急性期に優位に上昇し，肝硬変などで再び優位に上昇	激しい運動や心筋の疾患，採血時の溶血などでも上昇
ALT	40〜50時間	肝臓，腎臓	慢性期に優位に上昇	

[1] 岡上　武 他：肝機能検査，肝障害について—健診における問題点．総合健診 42(2)：65-9, 2015

LDH：lactate dehydrogenase（乳酸脱水素酵素）

基準値：120〜245 U/L

- LDHはブドウ糖がエネルギーに変化するときに作用する酵素で，全身の組織や細胞に存在しており，とくに肝臓，心筋，骨格筋などに多く存在しています．そのため，肝臓や心筋で障害が起きる

表2 LDHアイソザイムから推定される障害部位と疾患

LDHアイソザイム	おもな障害部位, 組織	考えられる疾患
$LDH_{1,2}$ 優位	心筋, 腎臓, 赤血球	心筋梗塞, 腎梗塞, 悪性貧血
$LDH_{2,3}$ 優位	骨格筋, 白血球, 肺	多発性筋炎, 白血病, 肺梗塞
$LDH_{3,4,5}$ 優位	腫瘍	転移がん
LDH_5 優位	肝臓, 悪性腫瘍, 骨格筋	急性肝炎, 肝細胞がん, 急性の筋肉崩壊

と血液中に流出し，LDH値が上昇しますが，LDH値の測定だけでは，どの組織が障害されているかわかりません．ASTを同時に測定し，LDH/AST比が30以上の高値の場合は悪性腫瘍や溶血性貧血が疑われ，一方LDH/AST比が低い場合は肝疾患が疑われます．また，LDHは5種類のアイソザイム（分子構造が異なる酵素）[1]に分けられており，その種類によってどの組織や細胞が障害されているかが絞り込めます　表2．

[1] アイソザイムとは：
酵素としての働きは同じでも，分離方法によって分類するとタンパク質の構造や組成が異なる酵素．

タンパク合成能を反映する項目：PT，アルブミン，ChE

PT：prothrombin time（プロトロンビン時間）

基準値：11～15秒　活性：80～120%

- PTは肝臓で産生されるタンパク質の一種で，外因系の血液凝固因子です．肝障害が起こると，タンパク質の合成能が低下し，これらの凝固因子の産生も低下するため，PTの延長や活性低下がみとめられます．そのため，PTは肝機能の指標とされ，劇症肝炎，急性肝不全の診断基準[2〜4]や肝機能障害の重症度分類（Child-Pugh分類）の項目にも用いられています　表3．
- しかし，プロトロンビン（第Ⅱ因子）をはじめ，第Ⅶ因子，第Ⅸ因子，第Ⅹ因子の凝固因子はビタミンKを必要とする酵素によっ

[2] 厚生労働省「難治性の肝疾患に関する研究」班：劇症肝炎の診断基準．2003

[3] 厚生労働省「難治性の肝・胆道疾患に関する調査研究」班：急性肝不全の診断基準 2015年改訂版．2015

[4] 持田 智：急性肝不全―概念，診断基準とわが国における実態―．日消誌 112：813-21，2015

表3 肝機能障害の重症度分類（Child-Pugh分類）

判定基準	1点	2点	3点
肝性脳症	ない	軽度	ときに昏睡
血清アルブミン（g/dL）	3.5<	2.8～3.5	<2.8
血清総ビリルビン値（mg/dL）	<2.0	2.0～3.0	3.0<
腹水	なし	少量	中等量
プロトロンビン時間活性（%）	70<	40～70	<40

スコア合計値による重症度分類：
分類A（軽度）：5～6点，分類B（中等度）：7～9点，分類C（重度）：10～15点

て肝臓で産生されており，ビタミン K と拮抗するワルファリンの服用中や，低栄養によるビタミン K 欠乏状態の患者では PT 活性が低下するため注意が必要です．

ALB：albumin（アルブミン）

基準値：3.8～5.2 g/dL

- アルブミンは，血漿中のタンパク質のなかでも 60％を占め，もっとも多く存在しています．アルブミンの大きな役割は，血漿に膠質浸透圧を保持して，血管内血液量や体内の水分量を調節しており，2.5 g/dL 以下になると浮腫を発症します．
- アルブミンはすべて肝臓で合成されるため，肝臓のタンパク合成能が反映し，肝疾患で肝機能が低下すると血中濃度が低下します．しかし，半減期が 14～18 日と長いため，肝硬変や慢性肝炎などの慢性肝疾患の評価指標には有用ですが，急性肝障害の評価指標にはなりません．他の検査データも合わせてチェックすることが必須です．また，栄養失調による材料不足や，ネフローゼ症候群などによりタンパクが漏出すると血中濃度が低下するため，これもまた，他の検査と併用しながら異常値を解釈する必要があります．

ChE：cholinesterase（コリンエステラーゼ）

基準値：男性 240～486 U/L，女性 201～421 U/L
（JSCC 標準化対応，JCCLS 共用基準範囲）[5]

[5] 日本臨床検査標準協議会 基準範囲共用化委員会 編：日本における主要な臨床検査項目の共用基準範囲案—解説と利用の手引き—（2014/03/31 修正版）. http://www.jccls.org/techreport/public_comment_201405_p.pdf（2019.1 参照）

- ChE はコリンエステルをコリンと有機酸に分解する酵素で，アセチルコリンを特異的に分解するアセチルコリンエステラーゼと，アセチルコリンを含む他のコリンも分解するブチリルコリンエステラーゼ（偽性 ChE）があります．肝臓での臨床検査の対象となるのは，後者のほうです．
- ChE は肝臓で合成されるタンパク質で，血中濃度の変化によりタンパク合成能を反映し肝機能の指標となります．過栄養による脂肪肝やネフローゼ症候群では，肝臓でのタンパク質合成が亢進し高値となります．一方，低栄養や肝硬変，慢性肝炎などは，肝細胞での合成能は低下するため低値となります．また，農薬などに含まれる有機リンは ChE を不活化するため著しく低下します．ほかには遺伝性 ChE 欠損症や，本態性家族性高 ChE 血症もあり，手術麻酔時の筋弛緩薬サクシニルコリン使用時は分解が遅れたり，抵抗性を示す可能性があり注意が必要です．

胆汁うっ滞を反映する項目：ALP，γ-GTP，総ビリルビン

ALP：alkaline phosphatase（アルカリフォスファターゼ）

基準値：80〜240 U/L

- ALPは細胞膜に存在し，リン酸エステルを無機リンとアルコールに分解する酵素です．ALPは肝臓をはじめ，骨や胎盤，小腸などに多く分布しており，肝臓で処理され胆汁中に流れます．そのため，肝障害により肝機能が低下したり，胆石や胆道がんなどにより胆道系閉塞疾患で胆汁がうっ滞したりすると，胆汁中のALPが逆流し血中濃度が上昇します．また，骨や胎盤にも分布しているため，小児の成長期や，妊娠後期，骨形成疾患や骨転移でも上昇します．
- ALPは胆汁のうっ滞で大きく上昇し，肝炎や肝硬変では軽度〜中程度の上昇にとどまります．また，肝炎では先に述べたALT，ASTが大きく上昇し，胆汁のうっ滞ではあまり上昇しないため，黄疸出現時の胆道系閉塞疾患と肝疾患の鑑別に有用です．

γ-GTP：γ-glutamyltranspeptidase（γ-グルタミルトランスペプチダーゼ）

基準値：成人男性 10〜50 U/L，成人女性 9〜32 U/L

- γ-GTPは肝臓，腎臓，膵臓，脾臓，小腸などの臓器に存在し，アルコールや薬物などにより肝細胞が破壊されると上昇します．また，胆汁中に排泄されるため，薬物性肝障害などによる肝内病変や，胆管結石などによる肝外胆管閉塞により生じる胆汁のうっ滞でも，血中濃度が高まり上昇します．

エビデンス 2

γ-GTPとALPの関連

γ-GTPはALPと同様に胆汁うっ滞時に上昇するため，同時上昇しているか，片方だけで上昇しているかを見きわめることで，原因を予測することができます 図1．
γ-GTPのみの上昇は，過剰飲酒，アルコール性肝障害を疑います．胆汁うっ滞時には，ALPも同時に上昇し，骨疾患，妊娠時にはALPは上昇しますが，γ-GTPは変化しません．ALT，ASTやビリルビン値など他の項目も合わせて考えることで，重症度や正確な病態の把握につながります[16]．

[6] 高久史麿 監："臨床検査データブック 2013-2014"．医学書院，2013

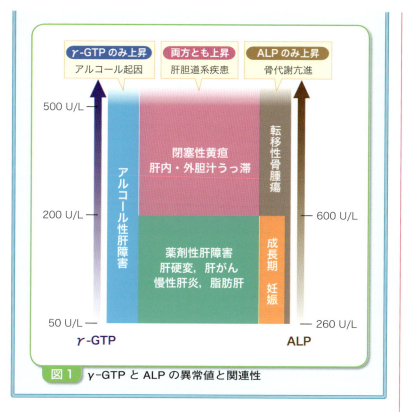

図1 γ-GTPとALPの異常値と関連性

臨床知1 検査値以外の背景にも注目する

これまで見てきたAST，LDH，ALPなどは，肝臓以外の疾患でも上昇します．とくに臨床ではさまざまな疾患を疑いながら，疾患の特徴や病態を絞り込み把握していく必要があります．検査項目の異常値だけでなく，既往歴や生活背景など多角的な視点をもちながら，異常値をとらえ病態を把握やケアにつなげていくことが重要です．

総ビリルビン：bilirubin

基準値：0.2〜1 mg/dL　間接ビリルビン：0.1〜0.8 mg/dL
直接ビリルビン：0〜0.3 mg/dL

- 赤血球は寿命（約120日）を迎えると脾臓や肝臓で細胞膜が破壊され，ヘモグロビンが放出されます．ビリルビンは，このヘモグロビンがマクロファージの貪食により分解されたヘムの分解産物です．この時，生成された不溶性のビリルビンを間接（非抱合型）ビリルビンといい，肝臓でグルクロン酸抱合により水溶性へと変化したビリルビンを直接（抱合型）ビリルビンといいます．直接（抱合型）ビリルビンは胆汁とともに胆管へ排泄されます．

表4 ビリルビン値から考えられる疾患

間接（非抱合型）ビリルビン優位	溶血性黄疸，体質性黄疸，新生児黄疸
直接（抱合型）ビリルビン優位	肝炎，肝がんなど肝細胞障害，肝内外胆汁うっ滞

- そのため，黄疸の出現や血液検査の総ビリルビンが高値の場合，間接（非抱合型）ビリルビンが高値なのか，直接（抱合型）ビリルビンが高値なのかを調べることで，その原因を推測することができます．間接（非抱合型）ビリルビンが高値の場合は，外傷などの赤血球の溶血が急速に進行し肝細胞のビリルビン排泄が追いついていないことが考えられ，直接（抱合型）ビリルビンが高値の場合は，胆石やがんなどで，胆道閉塞などによる胆汁のうっ滞や肝細胞の障害が考えられます　表4 ．

代謝を反映する項目：アンモニア

アンモニア（NH$_3$）：ammonia

基準値：40～80 μg/dL

- アンモニアはアミノ酸の分解によっておもに腸管や腎臓で生成される有害物質であり，肝臓で尿素回路を介して尿素となり，腎臓から尿中へ排泄されます．肝障害や門脈圧亢進などにより門脈–大循環シャントが起こると，肝臓で代謝できず血中のアンモニアが上昇し肝性昏睡の原因になります．血中アンモニアは食事や，検体の不適切な取り扱い（常温管理で赤血球からアンモニアが遊離する）などの影響を受けるため，採取時には注意が必要です．

線維化を反映する項目：血小板

血小板：platelet count

基準値：15～35×10^4/μL

- 血小板が減少する疾患は数多くありますが，肝疾患にともなう減少は，肝細胞の線維化が進行した場合に起こります．肝細胞の線維化が進行すると肝血流量が減少し，門脈圧亢進の原因になります．圧が亢進し血流が流れにくくなると，脾臓への血流量が増加し脾機能亢進によって，血小板が破壊され減少します．また，肝臓から産生されるトロンボポエチンは，血小板の増殖および分化に関与する造血因子ですが，肝障害にともないその活性が低下し血小板が減少します．
- 肝臓がんや肝硬変は，肝細胞の線維化が進行すると発症しやすくなるといわれており，線維化の指標となる血小板数の推移を観察

していくことは重要です．

その他

フィッシャー比：Fisher ratio

基準値：2.4〜4.4

- フィッシャー比とは，分岐鎖アミノ酸（branched chain amino acid：BCAA）と芳香族アミノ酸（aromatic amino acid：AAA）の濃度比のことです．BCAA はバリン，ロイシン，イソロイシンがあり，おもに骨格筋で代謝され，筋肉やエネルギーの源になっています．AAA はフェニルアラニン，チロシン，トリプトファンがあり，神経伝達物質であるドーパミンやアドレナリンなどの生成に欠かせないアミノ酸で肝臓で代謝されます．
- 重症肝炎や非代償性肝硬変などの肝不全時には，肝臓での代謝が阻害され AAA の血漿中濃度が上昇し，さらに BCAA の骨格筋への取り込みの増加や低栄養によりフィッシャー比は低下します．
- BCAA と AAA は脳血液関門で競合するため，脳内に取り込まれる割合も BCAA と AAA の比率に依存しています．したがって，フィッシャー比が低下すると，AAA の脳内への取り込みが促進し偽性神経伝達の生成が亢進され，意識障害や羽ばたき振戦など肝性脳症の症状が発生すると考えられています．そのため，症状出現時には，BCAA の経口与薬や輸液投与により，アミノ酸バランスを整え肝性脳症の改善を図ります．

臨床知 2　隠れた意識障害に注意する

鎮痛，鎮静薬の使用により，肝性脳症などの意識障害に気づきにくい場合があります．意識レベルに変化があった場合，薬剤によるものなのか，脳障害によるものなのか，ビリルビン値やアンモニアなどの代謝異常が生じていないかなど，身体所見や症状の観察を行い，検査値などから総合的にアセスメントすることが重要です．

総コレステロール：total cholesterol

基準値：150〜219 mg/dL

- 血中の総コレステロールは，食事などにより消化管から吸収される外因性コレステロールと，体内で合成される内因性コレステロールを合わせたものですが，約 90％が肝臓で合成される内因

性のコレステロールです．そのため，慢性肝炎や肝硬変で合成能力が低下すると血中の総コレステロールは減少し，胆石などにより胆汁がうっ滞するとコレステロールの排泄が障害され，血中の総コレステロールは増加します．

- また，総コレステロール値は，黄疸の原因が胆汁のうっ滞によるものか，肝細胞障害によるものなのかを判別することもできます．胆汁のうっ滞による閉塞性黄疸であれば，血中の総コレステロール値が上昇し，肝細胞障害による黄疸であれば，血中の総コレステロール値は低下します．

> **編集委員からの一口アドバイス**
>
> 肝機能検査を理解するポイント：以下の検査項目を知って検査データをチェックしてみよう．
> ① 肝細胞の障害を反映するもの
> ② 胆汁のうっ滞などを反映するもの
> ③ 肝臓の予備能を反映するもの
> ④ 腫瘍マーカー

参考文献
1）池田健次 他：肝機能検査法の選択基準（7版）．日消誌 103：1413-9, 2006
2）木村昌倫 他：総論：肝機能検査の基礎知識．レジデントノート 20(10)：1633-43, 2018
3）下田慎治 他：AST・ALT・ALPの上昇からどう鑑別する？～肝細胞障害？　それとも胆汁うっ滞？　レジデントノート 20(10)：1653-8, 2018

Ⅱ. 疾患別検査値のみかた

急性胆管炎の検査値はここをみる
～最新ガイドラインから臨床に活かすポイントを読み解く～

東京警察病院 集中治療センター
（看護主任，集中ケア認定看護師） 瀬谷 陽子（せや ようこ）

エビデンス&臨床知

エビデンス
- ☑ AST，ALT，ビリルビン，γ-GTP，ALPの値をみる．
- ☑ 検査値データだけでなく，臨床徴候・画像所見を合わせて評価する．
- ☑ Reynolds 5徴をみとめる急性胆管炎は，きわめて稀．

臨床知
- ☑ 重症化するかもしれないという視点で，慎重かつ継続的な観察とアセスメントが必要．
- ☑ 患者のいちばん近くにいる看護師だからこそ気づける症状を見逃さない．
- ☑ 高齢者は症状が非典型的であることを念頭におく．

はじめに

- 急性胆管炎は胆道閉塞（胆汁うっ滞）と胆汁中の細菌増殖（胆汁感染）によって起こります．胆汁がうっ滞する原因には，総胆管結石，良性胆道狭窄，悪性疾患などがあります．
- 胆汁感染の危険因子は，高齢，緊急手術，急性胆囊炎の既往，黄疸の既往・存在，総胆管結石，総胆管の検査や処置の既往，胆管空腸吻合術後，総胆管の閉塞などが挙げられます．胆道から検出される微生物で頻度が高いのは，大腸菌，クレブシエラ[1]です．
- 急性胆管炎は，初期治療で軽快するような軽症なものから，緊急処置をしなければ命を落とす危険性のある重症なものまであります．重症例は，ショック・意識障害，臓器不全，播種性血管内凝固症候群（DIC）を呈したもので，急性胆管炎のうち重症例の頻度は11.6%です[2]．

[1] 急性胆管炎・胆囊炎診療ガイドライン改訂出版委員会 主催："急性胆管炎・胆囊炎診療ガイドライン2018". 医学図書出版, p129, 2018

[2] 急性胆管炎・胆囊炎診療ガイドライン改訂出版委員会 主催："急性胆管炎・胆囊炎診療ガイドライン2018". 医学図書出版, p24, 2018

急性胆管炎の診断

- 急性胆管炎に特異的な血清マーカーはないため，検査値のみで診断することは困難です．現在は血液検査データ・臨床徴候・画像

著者プロフィール（瀬谷陽子）
2003年から東京医科大学茨城医療センター集中治療室・手術室勤務．2011年から東京警察病院集中治療センター勤務．看護主任．2017年 集中ケア認定看護師の資格を取得

表1 TG18/TG13 急性胆管炎診断基準

A. 全身の炎症所見
- A-1. 発熱（悪寒戦慄を伴うこともある）
- A-2. 血液検査：炎症反応所見

B. 胆汁うっ滞所見
- B-1. 黄疸
- B-2. 血液検査：肝機能検査異常

C. 胆管病変の画像所見
- C-1. 胆管拡張
- C-2. 胆管炎の成因：胆管狭窄，胆管結石，ステント，等

確診：Aのいずれか＋Bのいずれか＋Cのいずれか
疑診：Aのいずれか＋BもしくはCのいずれか

注：A-2：白血球数の異常，血清CRP値の上昇，他の炎症を示唆する所見
　　B-2：血清ALP，γ-GTP（GGT），AST，and ALT値の上昇
　　　　ALP：alkaline phosphatase，γ-GTP（GGT）：γ-glutamyltransferase，
　　　　AST：aspartate aminotransferase，ALT：alanine aminotransferase

他に，急性胆管炎の診断に有用となる所見として，腹痛（右上腹部（RUQ）痛もしくは上腹部痛）と胆道疾患の既往（胆嚢結石の保有，胆道の手術歴，胆道ステント留置など）が，挙げられる．一般的に急性肝炎では，高度の全身炎症所見がみられることは稀である．急性肝炎との鑑別が困難な場合にはウイルス学的，血清学的検査が必要である．

閾値：	A-1	発熱		BT＞38℃
	A-2	炎症反応	WBC（×1,000/μL）	＜4 or ＞10
			CRP（mg/dL）	≧1
	B-1	黄疸		T-Bil≧2（mg/dL）
	B-2	肝機能検査異常	ALP（IU）	＞1.5×STD*
			γ-GTP（IU）	＞1.5×STD*
			AST（IU）	＞1.5×STD*
			ALT（IU）	＞1.5×STD*

*STD：各施設での正常上限値

（文献3より引用）

所見を組み合わせた「TG18/TG13 急性胆管炎診断基準」**表1** [3]を用いて診断することが推奨されています．『急性胆管炎・胆嚢炎診療ガイドライン2018』によると，急性胆管炎の診断に必要な血液検査として，炎症反応（末梢血白血球数，CRP），肝機能検査（AST，ALT，ビリルビン，γ-GTP，ALP）が示されています．

[3] 急性胆管炎・胆嚢炎診療ガイドライン改訂出版委員会 主催："急性胆管炎・胆嚢炎診療ガイドライン2018". 医学図書出版，2018

なぜデータが変化するのか

- **図1** に解剖生理を示します．

γ-GTP，ALP 図2

- γ-GTPは肝臓・腎臓・膵臓などに存在する酵素です．肝臓内ではγ-GTPは肝細胞毛細胆管膜から胆管上皮に分布します．肝臓内γ-GTPの役割は，解毒作用，細胞老化・がん化の抑制作用の

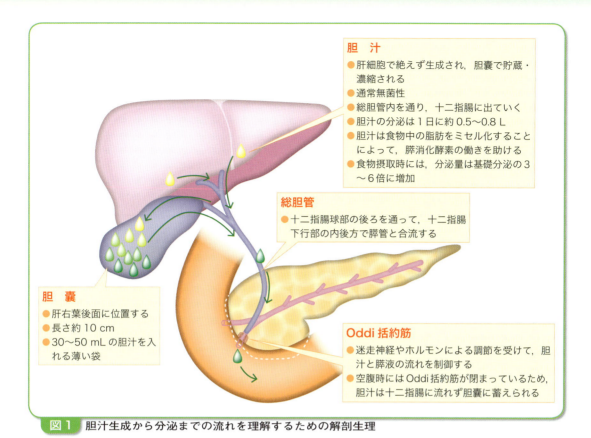

図1 胆汁生成から分泌までの流れを理解するための解剖生理

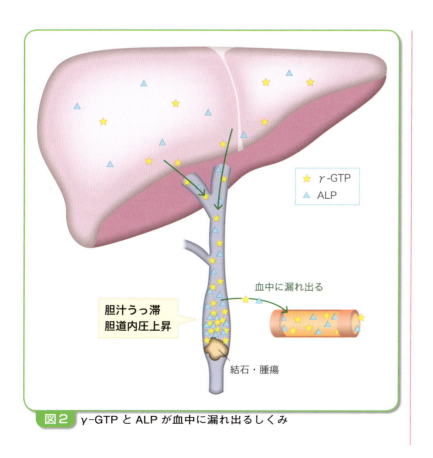

図2 γ-GTPとALPが血中に漏れ出るしくみ

あるグルタチオンの分解・再合成，アミノ酸転送などです．
- ALPは肝臓・腎臓・腸粘膜・骨で作られ，肝臓で処理されて胆汁に流出します．
- 通常これらの酵素は，総胆管から十二指腸へ排泄されますが，何らかの原因で胆管が閉塞し渋滞が起きると，胆汁うっ滞のため胆道内圧が上昇し，胆道系酵素であるγ-GTP，ALPが血中に漏れ出ます．胆汁うっ滞では，それぞれ単独ではなくγ-GTP，ALPなどの肝胆道系酵素がともに上昇するのがポイントです．

> 編集委員からの一口アドバイス
> 638頁「ALPとLAP」参照．

AST，ALT

- 主として肝細胞内，筋細胞内，赤血球内に存在する酵素です．肝細胞内の酵素のおもな役割は，アミノ酸から別のアミノ酸を生成することです．
- 肝細胞の壊死・破壊によって血中に逸脱するため，肝障害が起こるとAST，ALT値の上昇がみられます．
- ASTは心筋や骨格筋などにも含まれるため，心筋梗塞でも上昇することで知られています．ALTは，肝以外にほとんど存在しないため，ASTよりも肝臓の疾患に特異性が高いといえます．

ビリルビン 図3

- 赤血球が分解されて生じる非抱合型ビリルビン（間接型ビリルビ

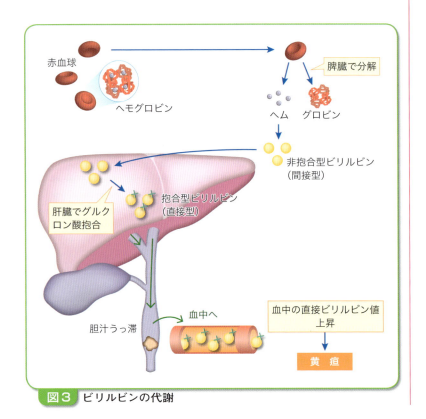

図3 ビリルビンの代謝

ン）は，肝細胞内でグルクロン酸あるいは硫酸抱合を受けて抱合型ビリルビン（直接型ビリルビン）になって胆汁中に分泌されます．肝内外の胆汁うっ滞では，ビリルビンの逆流により高直接ビリルビン血症が出現し，黄疸をきたします．間接ビリルビンの増加は，体内での生成過剰，肝臓での抱合異常により出現します．急性胆管炎では多くの場合，中程度のビリルビン血症（直接型優位）を呈します[4]．

[4] 急性胆管炎・胆嚢炎診療ガイドライン改訂出版委員会 主催："急性胆管炎・胆嚢炎診療ガイドライン2018"．医学図書出版，p65，2018

白血球，CRP

- 急性胆管炎の本態は感染なので，白血球やCRPといった炎症反応の増強もみられます．
- 高齢者や免疫不全のある患者では，白血球数やCRPが上昇しない場合もあるので注意する必要があります．

治療法

- 急性胆管炎と診断されたら，ただちに初期治療を開始するとともに，重症度判定基準 表2 [3]を用いて重症度判定を行い，全身状態を評価します．臓器不全をきたした重症症例（grade Ⅲ）は，緊急胆道ドレナージを行わなければ死に至ることもあります．そのため，診断から24時間以内と，24～48時間のおのおのの時間帯で，重症度判定基準を用いてくり返し重症度評価を行うことが重要です．

表2　TG18/TG13 急性胆管炎重症度判定基準

重症急性胆管炎（Grade Ⅲ）

急性胆管炎のうち，以下のいずれかを伴う場合は「重症」である
- 循環障害（ドーパミン≧5 μg/kg/min，もしくはノルアドレナリンの使用）
- 中枢神経障害（意識障害）
- 呼吸機能障害（PaO_2/FiO_2比<300）
- 腎機能障害（乏尿，もしくはCr>2.0 mg/dL）
- 肝機能障害（PT-INR>1.5）
- 血液凝固異常（血小板<10万/mm^3）

中等症急性胆管炎（Grade Ⅱ）

初診時に，以下の5項目のうち2つ該当するものがある場合には「中等症」とする
- WBC>12,000 or <4,000/mm^3
- 発熱（体温≧39℃）
- 年齢（75歳以上）
- 黄疸（総ビリルビン≧5 mg/dL）
- アルブミン（<健常値下限×0.73 g/dL）

上記の項目に該当しないが，初期治療に反応しなかった急性胆管炎も「中等症」とする

軽症急性胆管炎（Grade Ⅰ）

急性胆管炎のうち，「中等症」，「重症」の基準を満たさないものを「軽症」とする

（文献[3]より引用）

表3　急性胆管炎診療バンドル

1. 急性胆管炎を疑った場合，本診断基準を用い6〜12時間毎に診断を繰り返す．
2. 腹部単純X線，腹部超音波を施行し，できる限りCT，MRI，MRCPを施行する．
3. 診断時，診断から24時間以内および24〜48時間の各々の時間帯で，本重症度判定基準を用い重症度を繰り返し評価する．
4. 診断がつき次第，初期治療として，絶食の上で十分量の輸液，電解質の補正，鎮痛薬投与，full doseの抗菌薬を静注する．
5. GradeⅠ（軽症）症例では，初期治療に24時間以内に反応しない場合，速やかに胆管ドレナージを施行する．
6. GradeⅡ（中等症）症例では，初期治療を行いつつ，診断後早期に，早期胆管ドレナージ術を行う．
7. GradeⅢ（重症）症例では，全身管理を行いつつ，診断後迅速に，緊急胆管ドレナージ術を行う．
8. GradeⅢ（重症）症例では，初期治療とともに臓器サポートを直ちに行う．
9. GradeⅡ（中等症）とⅢ（重症）症例では，血液と胆汁の細菌培養を行う．
10. 急性胆管炎消褪後の胆囊結石には胆囊摘出術を行う．

（文献6より引用）

- 急性胆管炎の初期治療としては，診断が確定したらすぐに十分な輸液，抗菌薬投与，鎮痛薬投与などを開始します．抗菌薬は，可及的に早く投与開始すべき（推奨度1，エビデンスの質B）であり，敗血症性ショックの患者では，1時間以内に，それ以外の患者であっても4時間以内には投与を開始すべきです[5]．
- また，緊急ドレナージに対応できるよう絶食が原則となります　表3　[6]．

[5] 急性胆管炎・胆囊炎診療ガイドライン改訂出版委員会 主催："急性胆管炎・胆囊炎診療ガイドライン2018". 医学図書出版, p134, 2018
※推奨度1＝"実施する"ことを推奨する．エビデンスの質B＝予想される効果は信頼できる．

[6] 急性胆管炎・胆囊炎診療ガイドライン改訂出版委員会 主催："急性胆管炎・胆囊炎診療ガイドライン2018". 医学図書出版, p218, 2018

看護ケアのポイント〜重症な患者を見逃さない〜

- Charcot 3徴（右上腹部痛，発熱，黄疸）は感度が低く，診断に用いるには見落としが多い一方で，非常に高い特異度を示すと報告されています[7]．つまりCharcot 3徴がそろってみとめられた場合は，急性胆管炎の可能性が高いということになります．

[7] 急性胆管炎・胆囊炎診療ガイドライン改訂出版委員会 主催："急性胆管炎・胆囊炎診療ガイドライン2018". 医学図書出版, p63, 2018

エビデンス1

Reynolds 5徴をみとめる例は稀

重症胆管炎の臨床徴候とされているReynolds 5徴（Charcot 3徴＋ショック，意識障害）をみとめる急性胆管炎は，きわめて稀（エビデンスの質D）で，Reynolds 5徴すべてがそろうことは10％未満[8]と報告されています．Charcot 3徴，Reynolds 5徴を臨床で応用するには，これらを念頭に観察するとよいでしょう．Reynolds 5徴すべてがそろわないからといって気に留めずにいると，重症な患者を見逃す可能性があるので注意しましょう．

[8] 急性胆管炎・胆囊炎診療ガイドライン改訂出版委員会 主催："急性胆管炎・胆囊炎診療ガイドライン2018". 医学図書出版, p64, 2018
（エビデンスレベルⅣ）
※エビデンスの質D＝非常に低．

臨床知 1　臨床徴候の観察はくり返し行う

重症度判定基準（表2）で，grade Ⅲの項目いずれかが該当すれば重症となります．看護師は検査データのみならず，臨床徴候の観察をくり返し行い，患者状態を適切に把握します．意識障害や乏尿などの項目は，患者のいちばん近くにいる看護師だからこそ気づくことができる患者からのSOSサインです．そのような状態がみられた場合は，すみやかに医師と共有しましょう．

重症化がみとめられる場合には，緊急ドレナージや手術が必要になります．看護師は，患者・家族が混乱しないように，現状や今後の見通しについてわかりやすい言葉で説明し，不安軽減に努めます．

臨床知 2　高齢者の症状は非典型的

高齢者の特徴として，身体機能の加齢変化などにより症状が非典型的であることを理解しておく必要があります．高齢者は症状の出かたがさまざまで，複数の疾患をもっていることが多いため，推測しづらい場面に遭遇します．発熱や腹部痛が出現しなかったのに，検査値をみて「あっ！」と驚いた経験があります．高齢者の場合は，症状だけでなく検査値，画像所見と合わせて評価することが非常に重要です．

- 感染などをきっかけに，生体防御反応として交感神経が優位になっているような状態のときは，できるだけ患者への負担を避けます．看護師が介入する日常的なケアが，循環動態の変動や痛みの増強をひき起こし，患者に悪影響を及ぼすことを十分理解しておきましょう．患者に負担をかける吸引や体位変換は必要最低限にし，痛みに対しては鎮痛薬を使用し苦痛緩和に努めます．

鎮痛薬

- 『急性胆管炎・胆嚢炎診療ガイドライン2018』には，「麻薬性鎮痛薬とその類似薬（非麻薬性鎮痛薬，ペンタゾシンなど）は，Oddi括約筋の収縮作用のため胆道内圧が上昇する可能性があるため，慎重な投与を要す」と記されています．しかしどの鎮痛薬が除痛効果が高く安全かは提言されていません．
- 『急性膵炎診療ガイドライン2015』のなかで，軽症から中等症

の急性膵炎におけるRCTでは，ブプレノルフィン（初回投与0.3 mg静注，続いて2.4 mg/日の持続静脈内投与）は以前より非麻薬性鎮痛薬に指摘されてきたOddi括約筋の収縮作用による病態の悪化はみとめられず，Oddi括約筋弛緩作用をもつアトロピン硫酸塩の併用も必要なかったという報告[9]や，ペンタゾシン（30 mgの6時間ごと，静脈内投与）も急性膵炎の疼痛に対して有効であったという報告[10]が記されています．当施設では，胆管炎患者に対してブプレノルフィンやペンタゾシンを使用します．ただし呼吸抑制，血圧低下，眠気など過鎮静の副作用に注意が必要です．

[9] Jakobs R et al：Buprenorphine or procaine for pain relief in acute pancreatitis. A prospective randomized study. Scand J Gastroenterol 35：1319-23, 2000

[10] Kahl S et al：Procaine hydrochloride fails to relieve pain in patients with acute pancreatitis. Digestion 69：5-9, 2004

参考文献
1) 日野原重明 他監："看護のための最新医学講座 第30巻 人体の構造と機能"．中山書店，2002
2) 真弓俊彦 他：腹部 急性胆管炎・胆嚢炎診療ガイドライン2013．"看護師・研修医必携 救急・ICUですぐに役立つ"超"ガイドラインこれだけBOOK"エマージェンシー・ケア2017新春増刊．pp86-91, 2017

編集委員からの一口アドバイス

ALPとLAP

ALPは肝臓や腎臓，腸粘膜，骨などで産生され，肝臓で処理されてのちに胆汁中に流出します．
胆石や胆道炎，胆道がんなどで胆道が狭窄・閉塞して胆汁の流れが悪くなったり（胆汁うっ滞），肝機能が低下すると，胆汁中のALPは逆流して血液中に入り込みます．
その結果，ALP値は胆汁うっ滞では著しく上昇します．しかし，急性肝炎，慢性肝炎，肝硬変などでは顕著な上昇はみられません．つまり，ALPは黄疸が出現した場合，その原因が肝臓にあるのか，胆道にあるのかを特定するのに大いに手がかりとなりますね．
一方，**AST（GOT）やALT（GPT）**は，肝炎などで上昇しますが，胆汁うっ滞ではそれほど上昇しませんので，両者の検査値を比較すると，さらにわかりやすくなりますね．

LAPは肝臓や腎臓，腸などに多く存在し，また胆汁にも含まれています．
肝炎，肝硬変，肝がんなどで胆道が狭窄・閉塞して，胆汁の流れが障害されると，血液中に胆汁が入り込みます．そうなると，LAP値が上昇します．また，急性肝炎や肝硬変でも上昇します．

おもな胆道系酵素は，ALP，LAP，γ-GTPの3つです．胆道系の障害では，この3つが一緒に上昇することが多いはずです．しかし，ALPはくる病など骨の疾病でも上昇します．でも，LAPは骨の異常では上昇しません．
つまり，LAPとALPが一緒に上昇していれば「肝臓・胆道系の障害かも」，ALPだけが上昇していれば「骨の疾病の可能性がある」といった推察ができますね．

Ⅱ. 疾患別検査値のみかた

糖尿病の検査値はここをみる
~臨床症状と合併症を含めた観察の重要性~

神戸掖済会病院
ICU（主任看護師，集中ケア認定看護師）　芝本 理恵

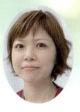

エビデンス&臨床知

エビデンス
- ☑ 糖尿病は HbA1c のみでは糖尿病と診断できず，確定診断には血糖検査が必須である．
- ☑ 2 型糖尿病は多くの場合，無症状か症状があっても軽いので，糖尿病と診断された時点で，すでに特有の合併症（網膜症，腎症，神経障害）をもっていることが稀ではない．
- ☑ 重症患者の血糖測定は血液ガス分析器で測定すると誤差を生じにくい．
- ☑ 急性期血糖管理は 144~180 mg/dL を目標とする．

臨床知
- ☑ 検査の数値のみでなく，症状から合併症を予測し早期に対応することが重要である．
- ☑ 末梢神経障害や腎機能障害，網膜症などの症状の観察や糖尿病特有でない検査の理解も必要である．
- ☑ 糖尿病患者は起立性低血圧を起こしやすく，離床の際にはとくに注意が必要である．
- ☑ 高齢者のせん妄，異常行動は低血糖が原因の可能性がある．
- ☑ 糖尿病患者の興奮・不穏・見当識障害は，低血糖の可能性を考える．

はじめに

- 厚生労働省の調べでは「『糖尿病を強く疑われる者』は約 1000 万人と推計され」また，「『糖尿病の可能性を否定できない者』も約 1000 万人と推計される」[1]といわれています．2 型糖尿病では肥満との関係性が強いとされており，「50 歳代の男性の 3 人に 1 人が肥満」[2]という報告もあります．有病者数の増加に加え，健診の推進などにより糖尿病に対する国民の関心が高まっているとともに，糖尿病を併存した患者は増加する傾向にあり，医療従事者が接する機会が多い疾患として理解しておく必要性があります．
- ここでは，糖尿病の検査と症状に関する知識を深め，臨床に役立てるための検査の意義について理解していきましょう．

[1] 厚生労働省ホームページ「平成 28 年 国民健康・栄養調査結果の概要」
http://www.mhlw.go.jp/04-Houdou happyou-10904750-kenkoukyoku-Gantaisakukenkouzousinka/kekk agaiyou_7.pdf

[2] 糖尿病ネットワークホームページ
http://www.dm-net.co.jp/calendar/2009/009365.php

著者プロフィール（芝本理恵）
2000 年 姫路赤十字病院入職し，2004 年から神戸掖済会病院に勤務
2014 年 3 学会合同呼吸療法認定士，2017 年 集中ケア認定看護師の資格を取得
慢性疾患のある患者は，病気と付きあいつつ，その先にある生活を含めたケアが必要です．そのためには糖尿病チームなどの専門家の力も借りて，患者を全人的にアセスメントし，多職種でチームアプローチすることが重要と思われます．

糖尿病の病態生理

- 糖尿病とは，インスリン作用不足による慢性の高血糖状態を主徴とする代謝疾患群である[3]とされています．糖尿病では，①インスリン分泌不足，②インスリン抵抗性増大（感受性低下）の2つの原因によるインスリン作用不足により，血糖が上昇します．インスリンは膵臓のランゲルハンス島β細胞で生成・分泌され，ブドウ糖はインスリンによって筋肉・肝臓・脂肪細胞に取り込まれます．ブドウ糖は筋肉では運動のためのエネルギー源として使用され，余ったものは，グリコーゲンや脂肪として蓄積されます．インスリンは血糖を低下させる唯一のホルモンであり，血糖を上昇させるホルモンには，「アドレナリン（エピネフリン），グルカゴン，サイロキシン（チロキシン），成長ホルモン，コルチゾール」[4]などがあるとされています．
- 病気などの侵襲が加わると，これらのホルモンを含んだストレスホルモンにより肝グリコーゲン分解，筋タンパク分解，脂肪分解による糖新生（糖質以外の物質から，グルコースを産生する）が促進され高血糖が助長されます[5]．また，入院中の栄養管理で実施される静脈栄養や経腸栄養などにより血糖上昇にさらに拍車をかけ，患者は常に高血糖にさらされやすい状況であることを念頭においておく必要があります．

[3] 日本糖尿病学会 編著："糖尿病治療ガイド 2018-2019"．文光堂，p10，2018

[4] 藤田保健衛生大学『臨床検査学入門』編集委員会 編著："医学領域における臨床検査学入門 第3版"．KTC中央出版，p189，2017

[5] 道又元裕：血糖の問題とメカニズム．"道又元裕のショックと侵襲の講義 実況中継"．学研メディカル秀潤社，pp158-60，2016

糖尿病の検査（なぜこの項目を検査するのか）

- 糖尿病の検査には，以下の3つのパターンがあります 表1 [6]．それぞれの意図を踏まえながら，臨床で一般的に行われている検査を中心に説明していきます．

[6] 宮﨑久義 他編："わかりやすい糖尿病テキスト 第5版"．じほう，pp9-18，2018

表1 糖尿病の検査

	検査の意図	検査項目
A	糖尿病診断のための検査	血糖，75gOGTT，HbA1c，（抗GAD抗体）
B	血糖コントロール状態を調べる検査	尿糖，血糖，SMBG（CGM，FGM），血糖日内変動，HbA1c（GA），1,5-AG，血中・尿中Cペプチド，ケトン体
C	糖尿病合併症を調べる検査	網膜症：眼底検査 腎症：微量アルブミン尿，尿タンパク，eGFR 神経障害：末梢神経伝達速度，振動覚閾値，アキレス腱反射モノフィラメント検査，呼吸心拍変動係数（CVRR） 大血管を調べるための検査： 頸動脈超音波，頭部MRI，心臓超音波，心電図（運動負荷・ホルター），冠動脈造影，ABI，脈波伝播速度（PWV）

（文献[6]を参照して作成）

血糖値

> 基準範囲：空腹時血糖 110 mg/dL 未満
> 　　　　　75 g 経口ブドウ糖負荷試験 2 時間後 140 mg/dL 未満

- 血糖とは血液中のブドウ糖の濃度をいいます．食事の影響を受けて変動し，またストレスによっても上昇します．糖尿病の診断においても血糖値の測定は必須項目となっています．

エビデンス 1

採血部位による違い

末梢組織でブドウ糖が消費されるため動脈血＞毛細管血＞静脈血の順に低値になります[7]．
敗血症患者では，毛細管簡易血糖測定で測定誤差が生じやすく，血液ガス分析器（動脈血/静脈血）は測定誤差が生じにくいとされています．そのため，敗血症患者の血糖測定では，毛細管血を用いた簡易血糖測定を実施しないことが推奨（1B）されてます．
また，敗血症患者の目標血糖値は 144〜180 mg/dL[8]（2C）とされています．

[7] 森小津恵：糖尿病．"関連図と検査で理解する疾患 病態 生理パーフェクトガイド"（道又元裕 監）．総合医学社，pp 182-6, 2017

[8] 日本版敗血症診療ガイドライン 2016 作成特別委員会：日本版敗血症診療ガイドライン 2016．日集中医誌 24（Supplement 2）：S160-8, 2017
（エビデンスレベルⅠ）

※1B＝推奨度：強，エビデンスの強さ：効果の推定値に中等度の確信がある．
2C＝推奨度：弱，エビデンスの強さ：効果の推定値に対する確信は限定的である．

- 「血糖コントロールの理想的な目標は，1 日を通じて高血糖，低血糖なく空腹時および食後高血糖が是正され，その結果 HbA1c が正常化することである」[9]といわれているように，治療のうえでも，高血糖や低血糖は避ける必要があります　表2 ．
- 低血糖は高血糖よりもすみやかな治療を要するとされており，とくに注意が必要です．
- 低血糖症とは血糖値の生理的レベルを下回って臨床症状が出現する現象をいい，Wipple 3 徴をみたす場合に診断されます　表3 ．
- 低血糖症状について，血糖値が 60 mg/dL を下回ると交感神経活性化による自律神経症状が出現し，血糖値が 50 mg/dL を下回ると脳細胞のブドウ糖欠乏による中枢神経症状が出現するとされています　表4 [10]．

[9] 日本糖尿病学会 編著："糖尿病診療ガイドライン 2016"．南江堂, p30, 2016

[10] 松久宗英：低血糖の病態生理．月刊糖尿病 8(9)：15-32, 2016

表2　高血糖と低血糖による影響

高血糖による影響	低血糖による影響
●感染率の増加，創傷治癒遅延	●全身炎症反応増大
●高浸透圧利尿，体液・電解質喪失	●低血糖性の神経障害
●低灌流障害	●ストレスに対する副腎皮質ステロイドホルモン応答の抑制
●ミトコンドリア障害	●交感神経反射の抑制
●好中球貪食機能低下，補体機能の低下　　　など	●脳血管拡張　　　など

（文献5を参照して作成）

表3　Wipple 3徴

1	血糖値が低いこと（60 mg/dL 未満）
2	低血糖症状が存在すること
3	ブドウ糖の投与で低血糖症状が消失すること

表4　低血糖時症状と血糖値の目安

血糖値	症　状	
60 mg/dL を下回る	不安，神経質，心悸亢進，発汗，蒼白，低体温，頻脈，振戦，不整脈，瞳孔散大	→自律神経症状
50 mg/dL を下回る	頭痛，かすみ目，一過性複視，異常知覚，空腹感，倦怠感，眠気，錯乱，奇異行動，発語困難，興奮	→中枢神経症状
<30 mg/dL	傾眠・昏睡・けいれんから死に至る	

（文献10を参照して作成）

- 以上のように，検査値のみにとらわれることなく症状の観察を行い，先を予測し早期に低血糖を予防することが重要です．また，逆に，症状を知っておくと血糖測定をしなくても症状の観察から緊急性や重症度の把握に役立ちます．とくに，高齢者の低血糖は非典型的であるため見逃されやすく，重症低血糖の危険性が高くなるとされています．重症低血糖の発症は，転倒・骨折や認知機能低下・認知症の危険因子でもあります．そして，高齢者のせん妄や異常行動は認知症とまちがわれやすいため，見逃さないようにする必要性があります．

- また，治療上使用頻度の高いステロイドによる糖尿病の血糖モニタリングについては，次（エビデンス2）のようなことがいわれています．

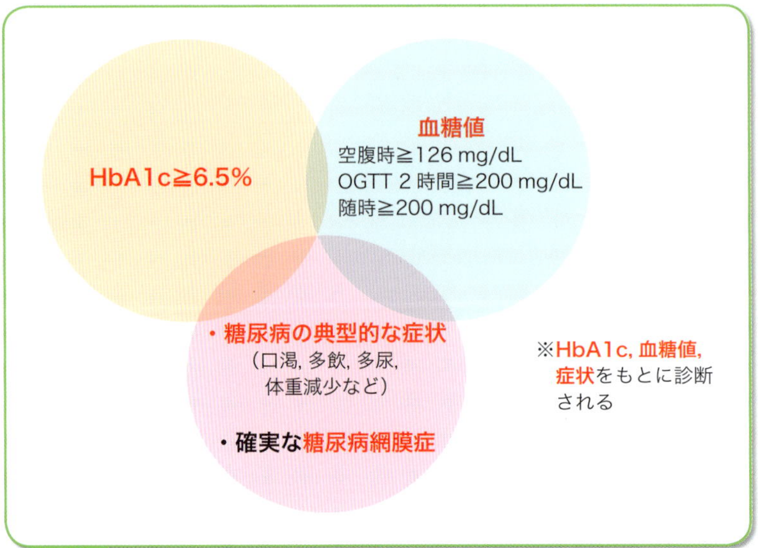

図1　糖尿病の臨床診断に必要なもの

- HbA1c≧6.5%
- 血糖値
  - 空腹時≧126 mg/dL
  - OGTT 2時間≧200 mg/dL
  - 随時≧200 mg/dL
- 糖尿病の典型的な症状（口渇，多飲，多尿，体重減少など）
- 確実な糖尿病網膜症

※HbA1c, 血糖値, 症状をもとに診断される

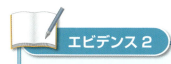

ステロイド糖尿病のモニタリング

ステロイド治療中の糖尿病発症頻度は高く，適切なスクリーニングが必要となります．糖尿病の発症はステロイドの使用量に比例し，インスリン抵抗性が主病態のため，特徴は食後高血糖となり，早朝空腹時の血糖値は低い傾向にあります．もっとも臨床で使用されるプレドニゾロンの血中半減期は2.5時間程度，組織での作用持続時間は12時間以上で，朝1回の内服により昼食後から夕食後の血糖が上昇します．以上のことより「①昼食後～夕食後の血糖値を測定する．②短時間の食後血糖値を反映しやすい1,5-AGやグリコアルブミンを用いる．③糖尿病の発症はステロイドの使用量に比例する．④ステロイドパルス療法，重症炎症，高カロリー輸液時は厳密な血糖管理を行う」[11]などの特徴を知っておく必要があります．

[11] 竹内　淳：ステロイド糖尿病のマネジメント．medicina 51(8)：1466-70, 2014

75g経口ブドウ糖負荷試験（OGTT：oral glucose tolerance test）

正常型：空腹時血糖値＜110 mg/dL および
　　　　負荷後2時間値＜140 mg/dL
糖尿病型：空腹時血糖値≧126 mg/dL，または
　　　　　負荷後2時間値≧200 mg/dL
境界型：糖尿病型にも正常型にも属さないもの

● 早朝空腹時にブドウ糖75gを摂取し，摂取前，30分後，1時間後，2時間後の採血を行い血糖値を評価します．「75gOGTTで，30分，1時間の血糖値は糖尿病の診断には必ずしも必要ないが，糖尿病ハイリスク群を見つけ出すために役立つ」[12]とされています．

[12] 日本糖尿病学会 編著："糖尿病治療ガイド 2018-2019"．文光堂, p22, 2018

グリコヘモグロビン（HbA1c）

基準値：4.6～6.2％

● ヘモグロビンの糖化産物で，ヘモグロビンは赤血球の一部のため，赤血球の寿命がヘモグロビン代謝に影響するといわれています．そのため，**過去1～2ヵ月**の平均血糖値を反映します．糖尿病の診断に用いられるとともに血糖コントロールの指標となります．赤血球の寿命が短縮している，あるいはヘモグロビン代謝が亢進している状態では低めに出ます．逆に，ヘモグロビンの代謝が遅

延しているると高めに出るとされています．

グリコアルブミン（GA）

基準値：11～16%

- アルブミン代謝に影響を受け，**過去約2週間**の平均血糖値を反映します．そのため，過去約2週間程度の血糖の状況がわかります．アルブミン代謝が亢進すると低めに，アルブミン代謝が低下すると高めに出るといわれています[1]．

① GA，1,5-AGともに一般の血液検査で値を知ることができ，食事や日内変動の影響はほとんど受けない．

1,5-アンヒドログルシトール（1,5-AG）

基準値：14 μg/mL 以上

- 糖代謝状況の急激な変化に影響を受け，**過去数日間**の平均血糖値を反映します．尿糖が増えると 1,5-AG の尿排泄量が増加するため，血中の 1,5-AG 濃度が低下します．ただし，SGLT2 阻害薬（近位尿細管でのブドウ糖の再吸収を抑制することで，尿糖排泄を促進し，血糖低下作用を発揮する）服用時や腎性糖尿などの場合には低めに出るので注意が必要です[1]．

臨床知 1　複合的なアセスメントが必要

HbA1c，GA，1,5-AG は，ヘモグロビンやアルブミン，尿糖などの影響を受けるため，複合的に評価が必要となります 表5 ．そのため看護師は，問診の際，患者の既往歴や治療歴，内服中の薬剤情報など，必要な情報

[13] 松永佐澄志 他：EBM を基盤とした血糖の管理目標と薬物療法. 月刊糖尿病 7(12)：29-34, 2015

表5　糖尿病の管理指標の比較

	HbA1c	GA	1,5-AG
基準値	4.6～6.2（%）	11～16（%）	14.0 以上（μg/mL）
管理目標値	7.0 未満（%）	21.5 未満（%）	10.0 以上（μg/mL）
反映期間（過去）	約1～2ヵ月	約2週間	数日～1週間
低値となる場合	急性発症増悪の糖尿病 鉄欠乏性貧血回復期 失血後・輸血後 エリスロポエチン治療中腎性貧血 肝硬変	ネフローゼ症候群 腹水（腹膜透析） 甲状腺機能亢進症 ステロイド糖尿病 BMI 高値	SGLT2 阻害薬 腎性糖尿 慢性腎不全 経口摂取不良 重症肝硬変
高値となる場合	急速に改善した糖尿病 鉄欠乏状態	甲状腺機能低下 肝硬変・低栄養	漢方薬（人参養栄湯，加味帰脾湯）
どちらにもなりうるもの	異常ヘモグロビン症		

（文献13を参照して作成）

を意図的に収集する必要があります．また糖尿病に関連する検査のみでなく，関連する合併症に関する検査結果のアセスメントも必要となってきます．

尿 糖

基準値：定性法で陰性[2]

- 食後2時間で測定し，陰性では血糖値をよりよい状態に保っていると判断できます．そのため，糖尿病のスクリーニングには食後2時間尿が有用です．糖尿病以外にも，一時的に血糖値が高くなる場合（胃切除術後でみられるダンピング症候群，甲状腺機能亢進症，感染症，ストレス，副腎皮質ステロイドやカテコラミン投与時，高カロリー輸液中など）は尿糖をみとめることがあります[14]．また，アスコルビン酸（ビタミンC），L-ドパ（レボドパ），サリチル酸ナトリウムの服用によって偽陰性，尿酸排泄によって偽陽性となることもあるため，判定には注意が必要です[15]．「尿糖陰性＝糖尿病でない」ということを理解しておきましょう．患者に使用されている薬剤の把握や術後の合併症に対する理解も大切です．

[2] 尿糖は，血糖で160～180 mg/dLを超えると陽性になるといわれている．

[14] 小川洋平：糖尿病が進行すると尿に糖が出るのはなぜ？ 糖尿病ケア 14(10)：913, 2017

[15] 物部圭介 他：尿糖．糖尿病ケア 15(1)：20-1, 2018

血糖自己測定（SMBG：self monitoring of blood glucose）

基準値：空腹時 130 mg/dL 未満，食後2時間 180 mg/dL 未満

- 自己検査用グルコース測定器を用いて，患者が自己の血糖値を測定します．血糖の日内変動をとらえ，より厳密な血糖コントロールをめざすことができます．インスリン治療を行っている場合は保険適用がみとめられています．

持続血糖モニター（CGM：continuous glucose monitoring, FGM：flash glucose monitoring）

- CGMはセンサー中に含まれる酵素であるglucose oxidaseと皮下組織間質液中のグルコースを連続的に反応させて電気信号に変換しています．間質液中のグルコース濃度と血糖値の間には乖離があり，血糖とはタイムラグ（5～10分）があるとされています．ときどきSMBGによる自己血糖測定を行い補正が必要です．FGMでは，リアルタイムの推移を患者が知ることができ，最長14日間持続して測定可能です．いずれも，SMBGの補完的な機器とされています．

Cペプチド（CPR：connecting peptide immunoreactivity）

基準値：空腹時血中Cペプチド値 1.0〜2.5 ng/mL
　　　　24時間尿中Cペプチド排泄量 40〜100 μg/日
→インスリン依存状態の目安値
　　　　空腹時血中Cペプチド値 0.6 ng/mL 未満
　　　　24時間尿中Cペプチド排泄量 20 μg/日

- 膵β細胞内で合成されるプロインスリンが分解されると，インスリンとCペプチドが1：1の割合で産生されます．そのため，インスリン分泌能の指標となります．Cペプチドは自ら分泌したインスリンのみを反映するので，インスリン治療中の患者にも用いることができるという利点があります．

抗グルタミン酸デカルボキシラーゼ抗体（抗GAD抗体）

基準値：陰性

- 異常値は膵β細胞の破壊後の自己免疫反応と考えられています．1型糖尿病では高頻度に陽性となり，すでに糖尿病の診断が確定した患者に対し，1型糖尿病の診断に用いられます[15]．

[15] 高久史麿 監："臨床検査データブック 2013-2014"．医学書院, pp328-9, 2013

糖尿病性合併症

- 以上のように，一般的な検査についてまとめましたが，糖尿病の急性期症状として高血糖性昏睡，低血糖，感染症など生命の危機に陥るようなケースが多く存在します．また，慢性期の合併症として，神経障害，網膜症，腎症のほか，白内障や足病変，脳卒中や心筋梗塞などの大血管障害，歯周病，認知症などもいわれています．2型糖尿病は多くの場合，無症状か症状があっても軽いので，糖尿病と診断された時点で，すでに特有の合併症（網膜症，腎症，神経障害）をもっていることが稀ではないとされており，診断前に出現している症状からのケアやアセスメントも重要です．

臨床知2　糖尿病性末梢神経障害では転倒に注意

糖尿病性末梢神経障害では，自律神経障害から起立性低血圧が起こりやすくなっています．そのため起き上がり動作には注意が必要です．また，網膜症や白内障などの合併，低血糖の出現，下肢の知覚異常など，転倒のリスクが非常に高い状況といえます．そのことを踏まえたう

えで，環境整備や観察の強化，患者への指導なども行っていく必要があります．

まとめ

- 糖尿病にかぎらず検査値が何を意味して，なぜその検査が行われているのかを理解しておくことは，患者をアセスメントしケアをするうえで重要です．また，検査値のみでは説明のつかないような症状も臨床には溢れています．糖代謝に影響を及ぼす疾患は糖尿病に限らないため，他疾患の可能性を視野に入れておくことも重要です．患者のバックグラウンドや身体所見から，合併症の症状の進行度，重症化の危険性などの変化を予測し，全人的に患者をとらえ把握すること，その先の生活を見越してサポートできるようにしていきましょう．

編集委員からの一口アドバイス

糖尿病の治療は，高血糖を是正する療法が中心ですが，それには血糖を下げる薬やインスリンを使うことが少なくありません．それによって，血糖が下がりすぎて低血糖となってしまうことが稀にあります．この低血糖がひどい場合には，重篤な意識障害に陥ることもあります．急変を起こした患者に遭遇したら，必ず低血糖を除外するために血糖値のチェックをしましょう．

コラム

尿検査でわかる異常
～AKIを早期に発見したい！
　　尿中バイオマーカーの可能性～

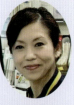

石賀聡子
(いしが さとこ)

鳥取大学医学部附属病院
ICU1（集中ケア認定看護師）

鳥取大学医学部附属病院 第1集中治療室（ICU1）に所属．2018年 集中ケア認定看護師の資格を取得

目の前の患者さんの今日一日が少しでも安楽で快適なものになるように、という気持ちで働いています．

はじめに

- 尿検査は紀元前400年ごろから行われており，医療の父ヒポクラテスは，尿の色調，混濁度，臭気，泡立ちについて述べ，その重要性を指摘していました．科学的尿検査が始まった19世紀，近代腎臓病学の先駆者リチャード・ブライトは，本格的に尿検査を医療に取り入れました．尿検査は非侵襲的で患者への負担も少なく実施でき，得られる生体情報は多く，腎尿路系疾患のみならず，全身状態や異常の有無，疾患の程度を知ることが可能であり，健診でのスクリーニング検査から診断，治療方針の決定まで幅広い目的で使用されています．

- このような利点の多い尿検査ですが，ICU入室中の患者では，いざ採尿しようとすると，乏尿や無尿により検体採取にひと苦労という場合がありますよね．

AKIと尿中バイオマーカー

- 乏尿や無尿に陥る病態のなかで，急性腎障害（acute kidney injury：AKI）は重篤な臓器障害の一つであり，AKIの合併により死亡率が上昇することが報告されています[1]．AKIに陥らないためにも，私たちは循環の安定化や異常の早期発見に努めますが，より早期にAKI発症を予測することは，患者の生命維持と予後改善のため重要です．

- 近年，AKIの早期診断では尿中バイオマーカーが注目されています．バイオマーカーとは血液，尿などの体液や組織に含まれるタンパク質や遺伝子など生体内物質で，病態の変化や治療に対する反応に相関し，指標となるものをいいます．バイオマーカーの測定により，病期の進行度，治療の指標とすることができます．

- 尿中バイオマーカーには，L-FABP，NGAL，IL-18，KMI-1，シスタチンC，NAGなど多数ありますが，なかでも尿中L-FABPとNGALは『AKI（急性腎障害）診療ガイドライン2016』[2]のなかでも取り上げられ，AKIの早期診断として「推奨の強さ2」，「エビデンスの強さB」と有用性が評価される尿中バイオマーカーです 表1．

- 今回，尿中バイオマーカーとして注目されるNGALとL-FABPに着目してみました．

[1] Bagshaw SM et al；ANZICS Database Management Committee：Early acute kidney injury and sepsis：a multicentre evaluation. Crit Care 12：R47, 2008

[2] AKI（急性腎障害）診療ガイドライン作成委員会 編：AKI（急性腎障害）診療ガイドライン2016．日腎会誌 59（4）：419-533, 2017
https://cdn.jsn.or.jp/guideline/pdf/419-533.pdf（2018.10.11 参照）
※推奨の強さ
　2＝弱く推奨する（提案する）
　グレードなし＝明確な推奨ができない
※エビデンスの強さ
　B＝中：中程度の確信がある
　C＝弱：確信は限定的である

表1 『AKI 診療ガイドライン 2016』における尿中バイオマーカーの位置づけ

【CQ5-1】 AKI の早期診断として尿中バイオマーカーを用いるべきか？
【推奨】 尿中 NGAL, L-FABP は AKI の早期診断に有用な可能性があり測定することを提案する． 尿中シスタチンCの有用性は限定的で明確な推奨はできない．
【推奨とエビデンスの強さ】 尿中 NGAL, 尿中 L-FABP：推奨の強さ2　エビデンスの強さB 尿中シスタチンC：推奨の強さ グレードなし　エビデンスの強さC

(文献2より引用)

NGAL（好中球ゼラチナーゼ結合性リポカリン）

● NGAL[1]は，リポカリンスーパーファミリーに属する分子量 25 kDa の低分子タンパクで，活性化した好中球から分泌され，尿細管に急激な炎症や虚血などのストレスがかかると，遠位尿細管での産生増加および近位尿細管からの再吸収阻害が生じ，AKI 発症後数時間で血中および尿中に検出されることから，早期診断に有用と考えられています．1日後には半減するため，発症原因の特定や回復期のモニタリングにおいても，病態をリアルタイムに反映するバイオマーカーとしても期待されています．また，AKI の重症度や予後予測の指標となる可能性も示唆されています．わが国では，2017年2月に保険収載された，比較的新しいバイオマーカーです．

[1] NGAL：neutrophil gelatinase-associated lipocalin.

L-FABP（肝臓型脂肪酸結合タンパク）

● L-FABP[2]は，リポカリンファミリーに属する分子量 14 kDa の細胞質内のタンパクで，腎臓にはおもに近位尿細管の上皮細胞に発現します．腎以外には肝臓，小腸に発現します．近位尿細管が虚血や酸化のストレスの負荷を受けると発現が誘導，亢進され，尿中への排出が増加するとされています．尿中 L-FABP の早期診断については，複数のシステマティックレビュー/メタ解析があり，有用であることが示されています．慢性腎臓病（CKD），AKI を反映するマーカーとして 2011 年 8 月に保険収載されました．

[2] L-FABP：liver-type fatty acid-binding protein.

AKI の診断基準

● 現在，AKI の診断基準は KDIGO 分類 表2 [3]が用いられていますが，ご覧のとおり，血清クレアチニン上昇と尿量が診断指標のメインであるため，以下の問題点があるとされています[4]．

①前値が不明であっても，受診後の 48 時間内の2時点での血清クレアチニン値の絶対的増加量（0.3 mg/dL 以上）での診断であり，救急受診患者など前値や経過が不明な場合，どの時点を前値の血清クレアチニンに設定するかで，過大・過

[3] 日本集中医療学会・日本救急医学会 日本版敗血症診療ガイドライン 2016 作成特別委員会 編："日本版 敗血症診療ガイドライン 2016（J-SSCG2016）ダイジェスト版"．真興交易医書出版部，pp121，2017

[4] 島村芳子 他：急性腎不全から腎障害へのパラダイムシフト．ICU と CCU 39(1)：3-8，2015

表2　KDIGO ガイドラインによる AKI 診断基準と重症度分類

定義
1. ΔsCr ≧ 0.3 mg/dL（48 時間以内）
2. sCr の基礎値から 1.5 倍上昇（7 日以内）
3. 尿量 0.5 mL/kg/時以下が 6 時間以上持続

> 定義 1～3 の 1 つを満たせば AKI と診断する．sCr と尿量による重症度分類では，重症度の高いほうを採用する．

Stage	sCr	尿量
1	ΔsCr 0.3 mg/dL 以上 or sCr 1.5～1.9 倍上昇	0.5 mL/kg/時未満 6 時間以上
2	sCr 2.0～2.9 倍上昇	0.5 mL/kg/時未満 12 時間以上
3	sCr 3.0 倍～上昇 or sCr ≧ 4.0 mg/dL までの上昇 or 腎代替療法開始	0.3 mL/kg/時未満 24 時間以上 or 12 時間以上の無尿

（文献3より引用）

小評価となりうること．
② 尿量による診断基準は体重当たりの計算であり，高度浮腫による体重増加や，肥満患者，低栄養による低体重患者などを同一基準で評価することへの妥当性の検証が不十分であること．
③ 敗血症が誘因となって発症した AKI はクレアチニンの産生量自体の低下が懸念されるため，過小評価となりうること（敗血症性ショックにおける全身性の代謝低下は，筋肉におけるクレアチニンの産生を低下させるため）．

- 血清クレアチニン上昇や尿量の低下は「腎障害の結果」によってみられる所見であるため，治療介入のタイミングの遅れが懸念されます．尿中バイオマーカーを活用することで，AKI を早期に診断できれば，より早い段階での専門医へのコンサルテーションや適切な治療介入への可能性が高まると考えられています．ただし，従来の血清クレアチニン上昇による診断に基づいた AKI への介入と，尿中バイオマーカーによる診断に基づいた AKI への介入を比較した研究がなく，新規尿バイオマーカーによる診断が真に有用か否かは，今後の検討課題であるとされています[2]．

おわりに

- 今回，尿検査を調べるにあたり，臨床検査技師にお話をうかがう機会がありました．尿の検体採取や取り扱いの注意点は，①経時的な成分変化を最小限にするため新鮮尿や随時尿は可能なかぎり採取後すぐに提出する，②カップや尿器で採尿する場合は，尿道口の清潔に注意し中間尿をとる，③尿に皮膚保護材の成分やペーパー類，手袋のパウダーなどが混入しないように注意する，④検体の提出量を守る，の4点でした．患者がより精度の高い検査を受けられるよう，各検体の取り扱いについても熟知したいと思いました．

編集委員からの一口アドバイス

看護師が直接確認できる尿検査，大事です！
最近は蓄尿による検査が減っていますが，随時尿をチェックする検査で疾病や何らかの異常を推定できることがあります．尿量はもちろんですが，尿の pH，尿の色，尿の臭い，混濁（泡の状態など），尿比重，尿タンパク，尿潜血，尿沈渣が重要です．
たとえば，尿沈渣では，血球や微生物などの有形成分を調べることが可能です．尿沈渣によって細菌が検出されたら，尿路感染症を疑います．もちろん，細菌が検出されたからといって，必ずしも尿路感染だとはいえませんが「疑う根拠」になります．

参考文献

1) 河合　忠 他：尿検査の歴史—主な足跡をたどる．"最新尿検査—その知識と病態の考え方—"．メディカル・ジャーナル社，pp2-4，2014
2) 片桐大輔 他：急性腎障害．ICU と CCU 37(1)：51-8，2013

コラム

結核患者増加：
結核検査について正しく理解する
~結核は身近な感染症！？ 出合ったときのために~

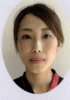

かどまる か よ
角丸佳世

高知医療センター HCU
(集中ケア認定看護師)

2009年 高知県・高知市病院企業団立高知医療センターに入職，循環器・心臓血管外科病棟で勤務．2013年よりICUで勤務．2017年 集中ケア認定看護師の資格を取得．現在，HCUで勤務

患者さんが結核を発病している可能性があるとなると，病棟がパニックになります．今回，結核について理解が深まりました．次回の対応は冷静にできそうです．

はじめに

- 近年，わが国における結核罹患率は減少傾向です．しかし，平成29年の結核罹患率は13.3（人口10万人対）[1]であり，欧米の先進国と比べ結核罹患率は2~4倍と高く，中蔓延国とされています．
- 現在でも結核の集団感染がニュースで取り上げられています．医療従事者である私たちは，結核に感染した患者・家族に出会う可能性が高く，感染する可能性も高いといえます．実際，当院でもクリティカルケア領域において結核疑いの患者が発生し，対応を必要とされる機会が増えています．結核について正しい知識と対応を理解することが必要であると考えます．

[1] 厚生労働省ホームページ「平成29年 結核登録者情報調査年報集計結果について」
https://www.mhlw.go.jp/content/10900000/000347468.pdf (2018.11.1参照)

結核とは

- 結核とは，結核菌による感染症であり，慢性炎症による消耗性の疾患です．感染経路は，結核患者からの咳により空中に飛散された飛沫核を吸い込むことよる空気感染です．感染症法で二類感染症に分類されており，発生した場合には保健所に届け出が必要となります．また，患者の管理も定められており，対応が必要となります．
- 結核の特徴は，感染≠発病です．結核菌に感染すると約10%は発病し，残りの約90%は一生発病しない不顕性感染のままであるといわれています[2]．

[2] 日本結核病学会 編:結核の診断."結核診療ガイド". 南江堂, pp9-13, 2018

結核の検査について

- 結核の検査には，「画像診断」，「抗酸菌検査」，「インターフェロンγ遊離試験」，「ツベルクリン反応検査」があります．発病しているかの判断の指標になるのが「抗酸菌検査」で，感染の有無を鑑別するのは「インターフェロンγ遊離試験」と「ツベルクリン反応検査」です．これらの検査は定期的に行う検査ではないため，**疑わないと検査が行われません**．

臨床知1

画像検査

- 胸部単純X線やCT検査では，肺尖部の散布影をともなう結節影および空洞影などを特徴としてみとめます．しかし，陰影は病変の進展時期により多彩であり，さまざまな所見が混在している場合があります．
- 画像検査だけでは，結核を診断することができません．しかし，特徴的な所見を示すため，診断の補助として必要な検査となります．

抗酸菌検査

- 抗酸菌検査は，感染の対象となる部位から得られる検体（喀痰，胃液，血液など）を採取します．結核の場合，呼吸器への感染が多く，おもに喀痰で検査を行います．この検査は，「塗抹検査」，「培養検査」，「同定検査」，「核酸増幅検査」があります 表1 [3〜5]．それぞれの検査の結果から，結核の発病の有無を診断することが可能です．正確な検査結果から結核を診断するために，**抗酸菌検査は1日1回，3日連続行うことが推奨**[4]されています．
- 抗酸菌検査の結果で重要となるのが，結核患者管理病室への入室が必要とされるのかです．一般的に塗抹検査が陽性であれば，排菌していると判断できます．この場合，もし結核であれば，感染が拡大されます．そのため，個室管理やN95マスクの着用など空気感染予防策を開始することが必要であると考えます．そして，

[3] 日本結核病学会 編：結核菌検査．"結核診療ガイド"．南江堂，pp51-70，2018

[4] 日本結核病学会 抗酸菌検査法検討委員会 編：抗酸菌検査概要．"抗酸菌検査ガイド2016"．南江堂，pp1-3，2016

[5] 日本結核病学会 予防・治療合同委員会：核酸増幅法による結核菌検査の臨床での利用について．結核 70（12）：39-40，1995

エビデンス1

表1 抗酸菌検査について

塗抹検査	●塗抹検査は，もっとも短時間で結果が得られ，迅速検査としての有用性が高い検査である．1時間以内に結果が得られる． ●塗抹陽性は，排菌していることを意味する．排菌量を把握することができる．排菌量は，ガフキー号数表示から，（−），（±），（1+），（2+），（3+）への段階表示が勧められている． ●結核菌か非結核性抗酸菌症かの鑑別はできない．
培養検査	●培養は固体培養と液体培養がある．検出時間は固体培養が3〜8週間，液体培養が1〜3週間である． ●塗抹検査より優れた検出感度を有しており，陽性・陰性の最終判断は，この結果によるとされている．しかし，結果が出るまでに時間がかかる． ●塗抹検査と同様に抗酸菌の有無を調べる検査のため，結核菌か非結核性抗酸菌かの鑑別はできない．
同定検査	●培養検査が陽性となった場合に，ただちに行わなければならないとされている．培養検査陽性から1日以内に可能である． ●結核菌か非結核性抗酸菌かの鑑別が可能である．
核酸増幅検査（結核菌群）	●結核菌の遺伝子を特異的・人為的に増幅させて検出する方法である． ●数時間で結果が判明し，結核菌と非結核性抗酸菌の鑑別が可能である．検出感度は液体培養検査よりやや劣る． ●結核菌の検出を行う場合には，必ず塗抹検査および培養検査を併用して行うこと，結核疑いの患者の検査で従来の菌検出法の所見が陰性で，本検査法のみ陽性の場合には，常に偽の陽性の可能性を考慮し，臨床所見や胸部X線所見などを併せた総合的な検討を慎重に行って判断することとされている．

（文献 3 〜 5 を参照して作成）

核酸増幅検査で陽性となると，結核の可能性が高いと判断でき，結核患者管理病室での管理となります．

免疫学的検査

● 下記の検査は，結核への感染の有無を判定するために行われます．また，抗酸菌検査の採痰が困難な場合などに補助診断として使用されることもあります．

1．ツベルクリン反応検査

● 従来，BCG 接種の既往の判断，結核感染の有無の判定に使用されてきました．しかし，ツベルクリン反応検査は BCG 接種の既往と結核感染の有無の鑑別が難しいという問題点があります．そのため，近年はおもに IGRA が使用され，ツベルクリン反応検査は乳幼児（未就学児）以下にのみ行われることが多くなっています．

2．インターフェロンγ遊離試験
　　　（interferon gamma release assay：IGRA）

● 結核菌に特異的なタンパク抗原によってリンパ球を刺激すると，インターフェロンγ（IFN-γ）が遊離されることを応用したものです[6]．末梢血を採血することにより可能な検査です．この検査の利点としては，BCG 接種で使用されている結核菌や非結核性抗酸菌症には結核菌特異タンパクが含まれておらず，これらの影響を受けないところです．検査の結果が陽性を示すと，結核に感染している可能性が高いと判断できます．ただし，感染時期については，判別が困難です．

[6] 日本結核病学会 編：潜在性結核感染症．"結核診療ガイド"．南江堂，pp109-27, 2018

臨床知 1　結核は疑わなければ検査されない

結核は咳嗽・喀痰などの呼吸器症状や，発熱・全身倦怠感などの全身症状がみとめられます．これらの症状は，感冒や肺炎など急性の細菌感染症との判別が難しいです．また，一般の検査では特徴がほとんどなく，見逃される可能性があります．早期発見するためには，咳が 2 週間以上続いていること，免疫抑制剤内服患者，透析患者など結核感染のハイリスクを知っておくことが必要です．そして，症状がある場合にはいつからあるのかなど問診を行い，把握することが大切です．疑われる場合には，医師へ相談し，検査を依頼することが必要ではないかと考えます．

エビデンス 1

抗酸菌検査は1日1回3日連続行うことを推奨

Al Zahrani らによると，誘導痰の塗抹検査に蛍光法，培養検査に BACTEC 460 TB と Löwenstein-Jensen（L-J）培養を用いた場合，陽性率の累積％は，1回目の塗抹検査/培養検査が 64%/70%，2回目は 81%/91%，3回目は，91%/99%，4回目は 98%/100% となり，3回目までにほぼ感度が限界に達する[7]とされています．この結果から，抗酸菌検査は1日1回3日連続提出することが推奨されています[4]．

実際には，1日1回順調に喀痰採取ができないこともあるため，痰が喀出されたときに採取することが必要であると考えます．検査結果の正確性を上げるのに重要なことは，良質な痰を採取することです．採取した検体がほとんど唾液では，検査結果が信頼できるものではなくなります．そのため，患者への指導を行い，1日1回3日連続提出を目標にすることが大切であると考えます．

[7] Al Zahrani K et al：Yield of smear, culture and amplification tests from repeated sputum induction for the diagnosis of pulmonary tuberculosis. Int J Tuberc Lung Dis 5(9)：855-60, 2001

おわりに

- 結核の検査は，結核の発病を判断するための抗酸菌検査と，感染を判断するための免疫学的検査があります．検査の結果が示すことを理解することにより，的確に対処することが可能となります．
- 結核の検査は，毎日行うものでもなく，経験することが少ないかもしれません．しかし，医療従事者である私たちは，結核疑い患者に出会う可能性が高く，基本的な検査項目については，知っておく必要があるのではないでしょうか．

編集委員からの一口アドバイス

日本における近年の年間新規結核患者は約2万人程度で，これは先進国のなかでも高い発生数字です．つまり，そうめずらしい疾病でもないということですね．

その症状は多彩ですが，微熱や咳が続いていたり，体重が減ったりするなどの変化があって，それを気にして「何かわからないけれど受診してみようかな」と考える人がいます．もちろん，健康診断などで胸部X線写真で異常陰影が見つかったり，血痰，リンパ節の腫れがあったりすれば，受診するでしょう．

そこで，重要な認識は，結核に罹患した患者の多くは，結核の専門病院ではない一般の医療機関に受診しているということです．つまり，微熱や咳が続いていたり，体重が減ったりなどの症状に素通りすることなく，「これってもしかしたら結核の可能性は？」と考えることが大切です．まずは，そこからです．

索引

あ

アイソザイム　624
アシデミア　565
アスピリン　571
アセチルサリチル酸　571
アニオンギャップ　568
アルカリ血症　565
アルカレミア　565
アルブミン　505，516，625
アンモニア　628

い

意識障害　518
異常Q波　605
インスリン　640
インターフェロンγ遊離試験　653

う

右胸部誘導心電図　609
右室梗塞　609

え

炎症　547
炎症マーカー　550

か

核酸増幅検査　652
活性化部分トロンボプラスチン時間　577
喀痰　652
カリウム　526
カルシウム　588
ガレノスの5徴候　547
桿状核球　544
冠性T波　605
間接（型）ビリルビン　627，634
感染症　540
感度　489
貫壁性虚血　601

き

基準値　489
揮発性酸　565
脚ブロック　606
急性腎障害　614，648
極端値　490

く

クボスティック徴候　590
クリニカルシナリオ　522
クレアチンキナーゼ　610
クレアチンキナーゼMB　610

け

血液培養　544
結核　651
血管内脱水　516
血小板　577，628
血小板数　507
血清Ca　588
血清アルブミン　498
血清総タンパク　497，504
血清尿素窒素　515
血糖値　641
ケルススの4徴候　547
顕性感染　544

こ

抗GAD抗体　646
広域スペクトル　545
高カルシウム血症　590
抗菌薬　544
抗酸菌検査　652，654
膠質液　574
膠質浸透圧　512
好中球　542
高張性脱水　513
高ナトリウム血症　520，524
高マグネシウム血症　593
呼吸性アシドーシス　567
呼吸性アルカローシス　568
呼吸不全　556
コリンエステラーゼ　499

さ

細菌感染症　540，541，543
サイトカイン　542
細胞外液　511
細胞内液　511
細胞膜電位格差　527
左方移動　540，543
酸塩基平衡　564
酸血症　565
酸素解離曲線　556

し

小球性貧血　582
晶質液　574
晶質浸透圧　512
除脂肪体重　497
心筋トロポニンT・I　610
腎後性AKI　616
腎性AKI　615
腎前性AKI　614
腎臓　613
浸透圧性脱髄症候群　520
心不全　522

す

ステロイド　642
ステロイド糖尿病　643

せ

正球性貧血　583
赤血球恒数　581，582

そ

総コレステロール　500，629
総ビリルビン　627
総リンパ球数　500

た

大球性貧血　584
代謝性アシドーシス　568
代謝性アルカローシス　568
代償性変化　570
代償反応時間　570
対側性変化　602
多臓器不全　550
脱分極　528
炭酸─重炭酸緩衝系　565

ち

直接（型）ビリルビン　627，635

つ

ツベルクリン反応検査　653

て

低栄養状態　495
低カルシウム血症　589
低血糖　642
低酸素血症　555，558
低酸素症　563
低張性脱水　513
低ナトリウム血症　519，524
低マグネシウム血症　592
デ・エスカレーション　545
鉄欠乏性貧血　581，583

と

糖新生　640
等張性脱水　513
同定検査　652
糖尿病性末梢神経障害　646
特異度　489
塗抹検査　652
トルソー徴候　590

な

ナトリウム　522
ナトリウム排泄分画　620

に

二次性貧血　583
乳酸　538
尿ケトン体　514
尿中L型脂肪酸結合蛋白　619
尿中好中球ゼラチナーゼ結合性リポカリン　618
尿中バイオマーカー　648

尿糖　645
尿比重　514

は

敗血症　507，544，551，563
敗血症性ショック　530
背側部誘導心電図　609
培養検査　652
白血球　632
白血球数　548
パニック値　490

ひ

非貫壁性虚血　601
非抱合型ビリルビン　634
ビリルビン　632
貧血　581

ふ

フィッシャー比　629
フィブリノゲン　577
不顕性感染　544
プロカルシトニン　535
プロトロンビン時間　577
分岐鎖アミノ酸　629

へ

ヘプシジン　587
ヘモグロビン　506，574，582
便潜血検査　579

ほ

抱合型ビリルビン　635
芳香族アミノ酸　629
補正 HCO_3^-　569

ま

マグネシウム　592
慢性腎臓病　620

も

毛細管血　641

よ

溶血性貧血　584

り

リフィーディング症候群　501

る

ループ利尿薬　571

A

AAA　629
ACS　598
acute kidney injury　614，648
AIUEOTIPS　518
AKI　614，648
ALB　498，505
ALP　626，632
ALT　623，632
APTT　577，578
ARDS　558
aromatic amino acid　629
AST　622，632

B

BCAA　629
BCG　653
bilirubin　627
branched chain amino acid　629
BUN　576
BUN/Cr 比　515

C

Ca^{2+}　588
CGM　645
Charcot 3 徴　636
ChE　499，625
Child-Pugh 分類　624
chronic kidney disease　620
CK　610
CKD　620
CK-MB　610
CO_2 ナルコーシス　561
COPD　561
CRE　576
C-reactive protein　548
CRP　499，536，540，541，548，549，632
C 反応性タンパク　499，540，548
C ペプチド　646

D

de-escalation　545
DIC　507

E

Empiric therapy　534

F

FENa　620
FOUR SCORE　519
fractional excretion of sodium　620

G

GA　644
GOT　622
GPT　623

H

Hb　574，575
HbA1c　643
HCO_3^-　566
Henderson-Hasselbalch の式　566
Ht　573

hyperacute T wave　605

I

IGRA　653

K

K　526

L

LBM　497
LDH　623
L-FABP　619，648
liver-type fatty acid-binding protein　619，648

M

Mg　592
MOF　550
multiple organ failure　550

N

Na　522
Na^+/K^+ ATPase　527
Na/K ポンプ　527
neutrophil gelatinase-associated lipocalin　618，648
NGAL　618，648
NSTE-ACS　600
NSTEMI　600

P

$PaCO_2$　566
pH　566
platelet count　628
PLT　507
priming　552
PT　577，624

Q

quick-SOFA　532

R

rapid turnover protein　498
Reynolds 5 徴　636
RTP　498，507

S

Second attack　552
second attack theory　552
Sepsis-3　530
SIRS の診断　551
SMBG　645
SOFA スコア　531，532
STEMI　598
ST 下降　602
ST 上昇　602

T

TC　500
TLC　500

total cholesterol 629	**W**	**数字・記号**
TP 497, 504	WBC 548	1,5-AG 644
U	WBC 分画 549	75 gOGTT 643
UA 600	white blood cell 548	γ-GTP 626, 632
	Wipple 3 徴 641	

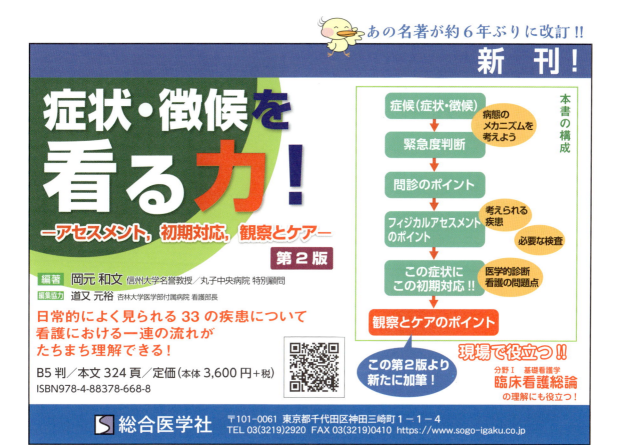

編集長	編集委員
道又元裕（杏林大学医学部付属病院）	勝　博史（東京都立小児総合医療センター） 清水孝宏（那覇市立病院） 露木菜緒（杏林大学医学部付属病院）

次号予告

2巻1号（2019年4月発行予定）
特集：周術期ケア（仮）

企画編集：露木菜緒

総論
- 周術期管理チーム認定制度と周術期管理チーム看護師
- 周術期ケアの目的と看護師の役割
- ERAS（Enhanced Recovery After Surgery）とは
- 手術を受ける患者の特徴
- 周術期の口腔管理

術前ケア
- 患者カウンセリング
- 患者状態の評価
- 術前リハビリテーション
- 術前患者指導
- 術前検査

術後ケア
- 麻酔・手術にともなう呼吸状態の変化
- 麻酔・手術にともなう循環状態の変化
- 麻酔・手術にともなう体温の変化
- 麻酔・手術にともなう血栓症
- 手術体位による生体への影響
- 術後痛へのケア（術後の痛み管理チーム：APS）
- PONV（術後悪心・嘔吐）へのケア
- 術後せん妄
- 術後輸液管理
- 術後リハビリテーション
- ドレーン管理
- 術後創管理と感染予防
- 術後訪問（手術室から一般病棟）
- 術後訪問（ICUから一般病棟）
- 社会復帰を見据えた退院指導

コラム
- チーム医療（周術期管理チーム）
- 安全管理
- 全身麻酔で使用する薬剤の種類と特徴

Nursing Care＋ －エビデンスと臨床知－
Vol.1 No.4 2019
特集 **臨床実践に結びつく検査値の理解**
編：道又元裕，露木菜緒

2019年2月5日発行 ©
1部定価（本体3,400円＋税）

発行者　渡辺嘉之
発行所　株式会社 総合医学社
〒101-0061
東京都千代田区神田三崎町1-1-4
TEL　03-3219-2920
FAX　03-3219-0410
E-mail　sogo@sogo-igaku.co.jp
URL　http://www.sogo-igaku.co.jp
振替　00130-0-409319

印刷　シナノ印刷株式会社

広告取扱　株式会社メディカ・アド　〒105-0013 東京都港区浜松町1-12-9 第1長谷川ビル2階　Tel.03-5776-1853

- 本誌に掲載する著作物の複製権・翻訳権・上映権・譲渡権・公衆送信権（送信可能化権を含む）は株式会社総合医学社が保有します．
- JCOPY〈（社）出版者著作権管理機構 委託出版物〉
本誌の無断複写は著作権法上での例外を除き禁じられています．複写される場合は，そのつど事前に，（社）出版者著作権管理機構（電話 03-3513-6969，FAX 03-3513-6979，e-mail: info@jcopy.or.jp）の許諾を得てください．